# 组织学与胚胎学学习指南

陈晓蓉 徐 晨 主编

中国科学技术大学出版社
·合 肥·

## 内容简介

本书为《组织学与胚胎学》(第2版,国家级"十二五"规划教材)的教学配套用书,密切联系教材内容,全书26章,每章由内容概要、内容提纲和思考题三部分组成,旨在使学生系统地掌握人体各器官组织的组成和功能,培养学生独立思考和创新思维能力。

**图书在版编目(CIP)数据**

组织学与胚胎学学习指南/陈晓蓉,徐晨主编.—合肥:中国科学技术大学出版社,2014.12(2016.9重印)
ISBN 978-7-312-02983-7

Ⅰ.组… Ⅱ.①陈… ②徐… Ⅲ.①人体组织学—医学院校—教学参考资料 ②人体胚胎学—医学院校—教学参考资料 Ⅳ.R32

中国版本图书馆CIP数据核字(2014)第005937号

**责任编辑**:张善金
**出版者**:中国科学技术大学出版社
　　　　　地址:安徽省合肥市金寨路96号,邮编:230026
　　　　　网址:http://press.ustc.edu.cn
**印刷者**:安徽省瑞隆印务有限公司
**发行者**:中国科学技术大学出版社
**经销者**:全国新华书店
**开　本**:880 mm×1230 mm　1/32
**印　张**:4.5
**字　数**:129千
**版　次**:2014年12月第1版
**印　次**:2016年9月第3次印刷
**印　数**:10001—15000册
**定　价**:10.00元

# 《组织学与胚胎学学习指南》

## 编 委 会

**主 编** 陈晓蓉　徐　晨
**副主编** 苏衍萍　贾雪梅
　　　　　唐春光　陈苏红
**编　委**（以姓氏笔画排序）

王盛花（安徽医科大学）　　　吕正梅（安徽医科大学）
刘向国（安徽中医药大学）　　刘立伟（泰山医学院）
刘　霞（辽宁医学院）　　　　陈苏红（上海交通大学医学院）
陈晓蓉（安徽医科大学）　　　陈晓宇（安徽医科大学）
苏衍萍（泰山医学院）　　　　张荣宜（安徽医科大学）
张　垒（南昌大学基础医学院）杜久伟（安徽理工大学医学院）
武婷婷（上海交通大学医学院）卓煜娅（蚌埠医学院）
赵培林（上海同济大学医学院）徐　晨（上海交通大学医学院）
贾雪梅（安徽医科大学）　　　唐春光（辽宁医学院）
葛　丽（泰山医学院）

# 前　言

　　组织学与胚胎学是一门形态学科,同时也是医学院校临床、影像、麻醉、病理、检验、基础、预防、妇幼、护理、口腔、药学等专业学生的一门重要的基础课程,只有掌握人体的微细结构和胚胎发育过程,才能正确理解人体各种细胞、组织和器官的功能活动,同时更有效地预防先天性畸形,实现优生优育。随着医学模式的转变,很多学科之间互相交叉渗透,组织学与胚胎学和细胞生物学、生理学、病理学、遗传学、免疫学、发育生物学以及男科学、妇产科学、儿科学等诸多学科均有密切联系。

　　组织学与胚胎学内容十分丰富,要求学生记忆的内容繁杂,且其为大学一年级的重要基础课,学生初进大学,医学知识少,学习方法也有待摸索,因此我们编写了与《组织学与胚胎学》(第2版,国家级"十二五"规划教材)教材配套的《组织学与胚胎学学习指南》,对学生针对所学内容的复习、记忆和掌握颇有益处。

　　本学习指南密切联系教材内容,每一章节分为三部分,即内容概要、内容提纲和思考题。内容概要一般300～400字,简明扼要地概括该章的内容。内容提纲以纲的形式将该章内容列出,用四级标题的形式,使学生系统地掌握各器官组织的组成及功能。每章的思考题是根据组织学与胚胎学教学大纲的重点设计的,也是需要学生详细掌握的内容,它对于学生独立思考和创新思维能力的培养是十分有益的。

本学习指南在编写过程中难免存在疏漏和不当之处,欢迎各位读者给予指正。

陈晓蓉

2014年10月

# 目 录

前言 …………………………………………………… （ⅰ）
第一章　组织学绪论 …………………………………… （1）
第二章　上皮组织 ……………………………………… （5）
第三章　固有结缔组织 ………………………………… （9）
第四章　软骨与骨 ……………………………………… （15）
第五章　血液 …………………………………………… （18）
第六章　肌组织 ………………………………………… （22）
第七章　神经组织 ……………………………………… （25）
第八章　神经系统 ……………………………………… （31）
第九章　循环系统 ……………………………………… （36）
第十章　免疫系统 ……………………………………… （41）
第十一章　内分泌系统 ………………………………… （48）
第十二章　皮肤 ………………………………………… （52）
第十三章　眼和耳 ……………………………………… （56）
第十四章　消化管 ……………………………………… （61）
第十五章　消化腺 ……………………………………… （67）
第十六章　呼吸系统 …………………………………… （73）
第十七章　泌尿系统 …………………………………… （79）
第十八章　男性生殖系统 ……………………………… （84）
第十九章　女性生殖系统 ……………………………… （90）

第二十章　胚胎学绪论 …………………………………（95）
第二十一章　胚胎发生总论 ……………………………（100）
第二十二章　颜面和四肢的发生 ………………………（108）
第二十三章　消化系统和呼吸系统的发生 ……………（113）
第二十四章　泌尿与生殖系统的发育 …………………（118）
第二十五章　心血管系统的发生 ………………………（124）
第二十六章　神经系统和眼耳的发生 …………………（129）

# 第一章 组织学绪论

## 内容概要

组织学是研究人体微细结构及其相关功能的科学。组织由细胞和细胞间质组成。人体由上皮组织、结缔组织、肌组织和神经组织构成。最常用的组织学技术是应用光学显微镜观察HE染色的石蜡切片。特殊光镜技术包括荧光显微镜、相差显微镜等。激光扫描共聚焦显微镜能观察细胞形态和动态检测细胞内各种成分的细微变化。电子显微镜包括透射电镜和扫描电镜,分别观察细胞的超微结构和表面立体构象。组织化学技术利用化学反应使组织细胞内某种化学成分形成有色或重金属沉淀,便于光镜或电镜研究。免疫组织化学技术运用抗原-抗体特异性结合的免疫学原理,检测组织细胞内的多肽和蛋白质等。原位杂交技术可检测样品中特定的基因片段或检测基因的活性与表达。放射自显影和体外培养技术可用于活体组织、细胞的动态观察。

## 内容提纲

### 一、组织学的内容和意义

组织学是研究人体微细结构及其相关功能的科学。

组织由细胞和细胞间质组成。人体由四种基本组织构成,即上皮组织、结缔组织、肌组织和神经组织。基本组织以不同的种类、数量与方式形成器官。系统由数个能完成某种系列生理功能的器官组成。

## 二、组织学发展简史

组织学的建立归功于显微镜的发明。组织的概念和细胞学说均基于显微镜的观察。科学家发明了各种组织学技术进而发现了许多细胞、组织的微细结构。电子显微镜的出现能够观察到细胞内的超微结构,使组织学研究进入了细胞水平。我国的组织学研究始于20世纪初。

## 三、组织学的研究技术简介

### (一) 普通光学显微镜技术

组织学最常用的研究技术是应用普通光学显微镜观察人体的微细结构。标本制作可分为切片法和非切片法。石蜡切片术是最常用的技术,包括取材、固定、脱水、包埋、切片、脱蜡、染色和封片等主要步骤,最常用的染色方法是苏木精和伊红染色。也可将组织取材后迅速冷冻,继而在恒冷箱切片机中切片制作冷冻切片。

### (二) 特殊光学显微镜技术

常用的特殊光学显微镜技术包括荧光显微镜、相差显微镜、暗视野显微镜等。

### (三) 激光扫描共聚焦显微镜技术

应用激光扫描共聚焦显微镜能观察细胞形态和细胞内各种成分的细微变化,并可动态检测胞内各种离子、pH值、膜电位等生理信号,得到分辨率、灵敏度、清晰度和对比度更高的荧光图像,可进行活细胞动态观察,并能对细胞和组织的三维荧光图像进行扫描,使得多重荧光标记观察更为简便和准确。

## （四）电子显微镜技术

电子显微镜技术是应用电镜研究机体超微结构的重要手段。透射电镜可观察细胞的超微结构，扫描电镜主要用于观察样品的表面结构和立体构象。冷冻蚀刻复型技术是电镜样品的一种制备技术，以显示细胞、组织超微结构的立体构象。冷冻割断技术可观察断面的立体结构，适合观察组织内部超微结构的相互关系。

## （五）组织化学与细胞化学技术

组织化学与细胞化学技术是利用化学反应的原理使组织、细胞内某种化学成分形成有色沉淀物，便于在光镜或电镜下对其进行定性、定位甚至定量研究。最常用的是显示多糖或蛋白多糖的方法过碘酸—希夫反应，简称 PAS 反应。其他还有诸如酶类显示法、脂类显示法、核酸显示法等。

## （六）免疫组织化学与免疫细胞化学技术

基于抗原—抗体特异性结合的免疫学原理的免疫组织化学与免疫细胞化学技术可检测组织、细胞内的多肽和蛋白质等，在显微镜下通过观察标记物而了解待检测肽或蛋白质的存在与分布。

## （七）原位杂交技术

原位杂交技术运用于检测样品中特定的基因片段(DNA)或者在转录水平检测基因的活性与表达(mRNA)。用带有标记物的核酸探针与细胞内待测的核酸按碱基配对的原则进行特异性结合（即杂交），通过标记物的显示，在光镜、电镜下观察待测的核酸的有无、位置与含量。

## （八）放射自显影技术

放射自显影技术是用摄取放射性示踪剂的组织或细胞制备切片或涂片标本，经曝光、显影和定影后呈现放射性示踪剂的分布部位和含量,可借以了解某个化学、生物或物理过程与途径。

(九)体外培养技术

体外培养技术用于研究细胞、组织的生物学行为,如细胞增殖、分化、代谢、运动、分泌、融合等,或用于观察物理、化学以及生物因素对细胞、组织的影响。

### 四、组织学的学习方法

组织学为形态学科,若掌握正确的学习方法,可获得事半功倍的效果:
(1) 注意理论与实验相结合。
(2) 注意平面图像与立体结构的关系。
(3) 注重结构与功能的联系。
(4) 善于归纳与总结,注重前后知识的联系与整合。

## 思 考 题

1. 试述组织学的定义。试述人体的基本组织。
2. 石蜡切片制作的基本程序。
3. 简述细胞的嗜碱性、嗜酸性、嗜铬性、亲银性、嗜银性、异染性。
4. 试述光镜与透射电镜的分辨率及其标本制作的异同点。
5. 简述激光扫描共聚焦显微镜技术的主要应用范围。
6. 试述 PAS 反应的原理及其检测目的。

(徐　晨)

# 第二章 上皮组织

## 内容概要

上皮组织由大量形态较规则并排列紧密的细胞和极少量的细胞外基质(细胞间质)所组成。上皮细胞具有明显的极性,上皮细胞朝向体表或有腔器官管腔的一面称游离面,与游离面相对的另一面称基底面。上皮细胞基底面附着于基膜上,并借此膜与结缔组织相连。上皮组织内一般无血管,但富有感觉神经末梢。上皮组织具有保护、吸收、分泌和排泄等功能。上皮组织主要分为被覆上皮和腺上皮两大类。在某些部位,少数上皮细胞特化为感觉上皮、生殖上皮和肌上皮等。上皮细胞的游离面、侧面和基底面与功能相适应形成了许多特殊结构。

## 内容提纲

### 一、上皮组织特点

(1) 细胞多,细胞间质少。
(2) 有极性。
(3) 一般无血管。
(4) 有基膜。
(5) 神经末梢丰富。

## 二、被覆上皮

### (一) 被覆上皮的类型和结构

分类依据:细胞层数与细胞的形态。

**1. 单层扁平上皮**

形态结构:一层扁平细胞;分布:心、血管、淋巴管内表面——内皮,胸腔、腹腔、心包腔表面——间皮,肺泡及肾小囊壁层上皮。功能:有利于物质交换、液体流动、内脏运动等。

**2. 单层立方上皮**

形态结构:一层立方形细胞;分布:肾小管、甲状腺滤泡等;功能:分泌、吸收。

**3. 单层柱状上皮**

形态结构:一层棱柱状细胞;分布:胃、肠上皮、子宫内膜上皮、胆囊上皮等;功能:分泌、吸收。

**4. 假复层纤毛柱状上皮**

由柱状细胞、棱形细胞、锥体形细胞和杯状细胞组成。形态结构特点:四种细胞均附于基膜上;形态各不同、高矮不等,核排列在不同水平;柱状细胞游离面有纤毛;杯状细胞呈高脚酒杯状,含黏原颗粒,分泌黏液。分布:呼吸道内表面;功能:保护。

**5. 复层扁平上皮**

形态结构:多层细胞组成,基底层为一层立方或矮柱状细胞,中间为数层多边形细胞,表层为数层扁平细胞;分布:口腔、食管和阴道内表面,皮肤表面;功能:耐受摩擦、保护。

**6. 变移上皮**

形态结构:多层细胞组成。细胞形态和层数随器官功能状态不同而异,收缩时:层数多,表层细胞大,为盖细胞;舒张时:层数少,表层细胞扁平;分布:肾盂、输尿管和膀胱等处;功能:防止尿液的侵蚀。

## （二）上皮组织的特殊结构

**1. 上皮细胞游离面特殊结构有微绒毛和纤毛**

（1）共同点：均为细胞膜与细胞质形成的突起。

（2）不同点：

|  | 微绒毛 | 纤毛 |
| --- | --- | --- |
| 大小 | 细小 | 粗大 |
| 结构 | 微丝<br>与终末网相连 | 微管<br>与基体相连 |
| 分布 | 小肠（纹状缘）<br>肾小管（刷状缘） | 呼吸管道等 |
| 功能 | 扩大表面积 | 清洁保护作用 |

**2. 上皮细胞侧面**

（1）紧密连接。结构：EM：呈带状，蛋白颗粒排成网格状，网格互相吻合。功能：机械性连接，封闭间隙。

（2）中间连接。结构：EM：呈带状，有间隙含丝状物，胞质面有致密物和微丝。功能：粘着，保持细胞形状，传递细胞收缩力。

（3）桥粒。结构：EM：呈斑状，有间隙含丝状物、中间线，胞质面有附着板和张力丝。功能：固定和支持，复层扁平上皮中多见。

（4）缝隙连接。结构：EM：呈斑状，有连接小体，由6个连接素分子围成，中央有直径为2纳米的管腔，相邻胞膜管腔相通。功能：传递化学信息，传递电冲动。

**3. 上皮细胞基底面**

（1）基膜。结构：LM：位于上皮细胞基底面与结缔组织之间一层薄膜，HE染色粉红均质状。EM：分基板和网板，基板由上皮细胞产生，包括透明板和致密板，成分为层粘连蛋白，胶原蛋白等。网板由结缔组织产生，成分为网状纤维，基质等。功能：支持连接；半透膜；引导上皮细胞移动和影响细胞分化。

(2) 质膜内褶。概念：指上皮细胞基底面的细胞膜向胞质内陷所形成的内褶。功能：扩大细胞基底面的表面积。

(3) 半桥粒。结构：为桥粒结构的一半。功能：支持连接。

## 三、腺上皮和腺

以分泌功能为主的上皮为腺上皮，以腺上皮为主要成分的器官称腺。

(一) 腺细胞的类型

蛋白质分泌细胞，糖蛋白分泌细胞，肽分泌细胞，类固醇分泌细胞。

(二) 外分泌腺的结构与分类

外分泌腺由分泌部和导管部两部分组成。分泌部常称为腺泡，可分为浆液性腺泡、黏液性腺泡和混合性腺泡。浆液性腺泡由浆液性腺细胞组成，黏液性腺泡由黏液性腺细胞组成，混合性腺泡浆液性腺细胞和黏液性腺细胞组成，常见半月结构。导管部与分泌部相连，由单层或复层上皮构成。

## 思 考 题

1. 上皮组织的特点
2. 被覆上皮分类依据及类型。
3. 上皮组织的特殊结构的类型及功能。

(唐春光 田 鹤)

# 第三章　固有结缔组织

## 内容概要

结缔组织由细胞和细胞间质组成。结缔组织的细胞种类多,形态多样,散在分布在细胞间质内,故细胞排列无极性。细胞间质包括纤维和基质。结缔组织在体内分布广泛,具有连接、支持、营养、运输、保护和修复等功能。广义的结缔组织包括固有结缔组织、软骨组织、骨组织、血液和淋巴。一般所说的结缔组织是指固有结缔组织。固有结缔组织包括疏松结缔组织、致密结缔组织、脂肪组织和网状组织。

## 内容提纲

### 一、固有结缔组织的分类

疏松结缔组织、致密结缔组织、脂肪组织和网状组织。

### 二、疏松结缔组织

（一）细胞

**1. 成纤维细胞**

形态结构:细胞扁平多突,胞核扁卵圆形,着色浅,核仁明显。胞质丰富,弱嗜碱性。电镜下,胞质内有丰富的粗面内质网和发达的高尔基复合体。功能:合成和分泌胶原蛋白和弹性蛋白,从而合成胶原纤维、弹性纤维和网状纤维;合成和分泌基质中的蛋白多糖和糖蛋白。成纤维细胞的功能处于静止状态时,称为纤维细胞。

**2. 巨噬细胞**

形态结构:胞体形态多样,常呈圆形、卵圆形或带有短突起伪足的不规则形,胞核较小,呈卵圆形或肾形,着色较深。胞质丰富,多呈嗜酸性。电镜下,细胞表面见很多皱褶、微绒毛及突起,胞质内含大量的初级溶酶体、次级溶酶体、吞噬体、吞饮小泡和残余体。细胞膜内侧有较多微丝和微管。功能:趋化性和变形运动;识别和吞噬功能;参与免疫应答;分泌功能。

**3. 浆细胞**

形态结构:细胞呈圆形或卵圆形,胞核圆,常偏位,染色质常呈粗块状,在核膜下排列成车轮状。胞质丰富,呈嗜碱性,核旁有一浅染区。电镜下,浆细胞胞质内可见大量平行排列的粗面内质网和发达的高尔基复合体。功能:浆细胞能够合成和分泌免疫球蛋白即抗体,进行体液免疫,消除抗原。

**4. 肥大细胞**

形态结构:细胞较大,呈圆形或卵圆形。胞核小而圆,染色深。胞质中充满粗大的嗜碱性颗粒。该颗粒有两个特性:① 异染性。② 水溶性。颗粒内含肝素、组胺、嗜酸性粒细胞趋化因子等,胞质中还含有白三烯。电镜下,细胞表面有少量微绒毛,胞质内的颗粒由单位膜包被。功能:肥大细胞与变态反应关系密切。

**5. 脂肪细胞**

形态结构:胞体较大,呈圆球形或因相互挤压成多边形。由于胞质中有一个很大的脂滴,细胞质被挤到细胞周边,成为一薄层。细胞核被挤成扁圆形,位于细胞一侧。功能:合成和贮存脂肪,参与脂类代谢。

**6. 未分化的间充质细胞**

形态结构:与成纤维细胞相仿,但胞体小,保留着胚胎时期间充质细胞的分化潜能。功能:在生理性再生和发生炎症与创伤时,能分化为成纤维细胞、脂肪细胞、内皮细胞和平滑肌细胞等。

(二) 纤维

**1. 胶原纤维**

新鲜时呈亮白色,有光泽,又名白纤维。在 HE 染色的切片中呈嗜酸性,着红色。纤维粗细不等,直径 $1\mu m \sim 20\mu m$,呈波浪形,常交织成网。胶原纤维的化学成分是 Ⅰ 型和 Ⅲ 型胶原蛋白。胶原蛋白主要由成纤维细胞合成。胶原蛋白分泌到细胞外后再聚合成直径 $20nm \sim 200nm$ 的胶原原纤维。电镜下,胶原原纤维有明暗相间的周期性横纹,横纹周期为 $64nm$。胶原原纤维通过少量粘合质结成胶原纤维。胶原纤维韧性大,抗拉力强。

**2. 弹性纤维**

新鲜时呈黄色,又名黄纤维。在 HE 染色的切片中着淡红色,不易与胶原纤维区分,但折光性较强。醛复红或地衣红能将弹性纤维染成紫色或棕褐色。弹性纤维较细,粗细为 $0.2\mu m \sim 1.0\mu m$,表面光滑。电镜下,弹性纤维的核心部分电子密度低,由均质的弹性蛋白组成。核心外周覆盖电子密度较高的微原纤维。弹性纤维富有弹性但韧性差,在外力的牵拉下,卷曲的弹性蛋白分子伸展拉长,除去外力后,弹性蛋白分子又恢复到卷曲状态。

**3. 网状纤维**

较细,直径 $0.2\mu m \sim 1\mu m$,分支多,相互交织成网。网状纤维由 Ⅲ 型胶原蛋白组成,常伴有其他类型胶原、蛋白多糖和糖蛋白。也具有 $64nm$ 的周期性横纹。纤维表面被覆蛋白多糖和糖蛋白,故 PAS 反应阳性,呈紫红色。网状纤维经银染法染成黑色,故又称嗜银纤维。在造血器官和内分泌器官内含有较多的网状纤维,构成微细支架。

(三) 基质

是由水化的生物大分子构成的无定形胶状物质,具有一定的黏性。包括蛋白多糖和糖蛋白,以及不断循环更新的组织液。

**1. 蛋白多糖**

蛋白多糖为基质的主要成分,是由蛋白质和多糖分子结合成的复合物。多糖部分为糖胺多糖,包括透明质酸、硫酸软骨素、硫酸角质素和硫酸乙酰肝素等,其中以透明质酸含量最多。自然状态下的透明质酸是曲折盘绕的大分子长链,它构成蛋白多糖复合物的主干,其他糖胺多糖则与蛋白质(核心蛋白)结合,构成蛋白多糖亚单位,后者通过连接蛋白结合于透明质酸分子上,形成带有许多微小空隙的分子筛。小于空隙的水、营养物、代谢产物、激素和气体分子等物质可以通过,使血液与细胞之间进行物质交换。大于空隙的物质、细菌等不能通过,成为限制细菌扩散的防御屏障。癌细胞、溶血性链球菌和蛇毒等能产生透明质酸酶,破坏屏障,因而易于扩散。

**2. 糖蛋白**

糖蛋白是基质内另一类重要的生物大分子物质,主要有纤维粘连蛋白、层粘连蛋白和软骨粘连蛋白等。

**3. 组织液**

组织液是从毛细血管动脉端渗出的一部分液体。组织液溶解有电解质、单糖、气体分子等,经毛细血管静脉端或毛细淋巴管流入血液或淋巴,不断更新,处于动态平衡之中,是细胞赖以生存的体液内环境。组织液将血液中的氧和营养物质带到各种组织细胞,同时将细胞的代谢产物和二氧化碳带走。

## 三、致密结缔组织

纤维占了很大的比例,而细胞的数量和种类很少,并且细胞间质很少。

(一)不规则致密结缔组织

粗大的胶原纤维排列方向不规律,承受来自不同方向的张力,见于真皮、硬脑膜、巩膜和一些器官的被膜。

## （二）规则致密结缔组合

粗大的胶原纤维密集平行排列，与所承受的张力方向一致，细胞成分很少。构成肌腱、韧带和腱膜。

## （三）弹性组织

是以弹性纤维为主的致密结缔组织。弹性纤维或平行排列成束，如项韧带和黄韧带，以适应脊柱运动；或编织成膜状，形成弹性动脉的终末，以缓冲血流压力。

## 四、脂肪组织

是含有大量脂肪细胞的结缔组织。

### （一）白（黄）色脂肪组织

为通常所说的脂肪组织，分布广泛，主要分布在皮下、网膜和系膜等处。在人呈黄色，在某些哺乳动物呈白色，脂肪细胞中有一个大脂滴。白（黄）色脂肪组织参与能量代谢，同时具有保温、缓冲、保护和填充等作用。

### （二）棕色脂肪组织

分布在胎儿和新生儿中较多，在新生儿的分布主要局限与肩胛间区、腋窝和颈后部。脂肪细胞中存在许多小脂滴。在寒冷的刺激下，棕色脂肪组织细胞内的脂肪可迅速分解、氧化，产生大量热量。

## 五、网状组织

是造血器官和淋巴器官的基本组成成分，构成血细胞和淋巴细胞发育的微环境。由网状细胞、网状纤维和基质组成。网状细胞呈星形多突、核大、圆形或椭圆形、着色浅、核仁明显，相邻细胞的突起互连成网。网状纤维由网状细胞产生，有分支，交错成网，且可深陷于网状细胞的胞体和突起中,成为网状组织的支架。

## 思 考 题

1. 试述成纤维细胞的形态结构和功能。
2. 试述巨噬细胞的形态结构和功能。
3. 试述疏松结缔组织中三种纤维的区别。

(陈荪红)

# 第四章 软骨与骨

## 内容概要

软骨由软骨组织和其外面的软骨膜构成,软骨组织由软骨细胞和软骨基质组成。软骨分为透明软骨、纤维软骨和弹性软骨,软骨的生长方式为外加生长和间质生长。骨组织由骨细胞和骨基质构成。骨的细胞有4种,即骨祖细胞、成骨细胞、骨细胞和破骨细胞,骨基质为钙化的细胞外基质,骨基质形成骨板。成人的骨有密质骨和松质骨。密质骨骨板排列方式为环骨板、骨单位和间骨板,骨松质由针状或片状的骨小梁构成。骨膜分为骨外膜和骨内膜,骨外膜分布在骨组织的外表面,骨内膜分布在骨髓腔面、穿通管、中央管腔面和骨小梁表面。

骨的发生有两种形式,即膜内成骨和软骨内成骨。

## 内容提纲

### 一、软骨

(一)软骨的结构

**1. 软骨组织**

(1)软骨细胞:扁圆、小、单个 → 圆、大、成群(同源细胞群)、软骨陷窝、软骨囊。

(2) 基质。

(3) 纤维。

**2. 软骨膜**

内层含骨原细胞。

(二) 软骨分类

依据纤维的不同软骨分为:

**1. 透明软骨**

纤维为胶原原纤维,折光率与基质相同、光镜下不易区分。

**2. 弹性软骨**

大量弹性纤维。

**3. 纤维软骨**

大量胶原纤维束。

(三) 软骨的生长方式

(1) 间质生长(软骨内生长)。

(2) 外加生长(软骨膜下生长)。

# 二、骨

(一) 骨组织

**1. 骨基质**

钙化的细胞间质。

**2. 类骨质**

有机成分。

骨板的结构:同层纤维平行,相邻层纤维垂直。

**3. 骨组织的细胞**

(1) 骨细胞:骨陷窝、骨小管。

(2) 骨祖细胞:干细胞。

(3) 成骨细胞:分泌类骨质。

（4）破骨细胞：溶解吸收骨基质。

## （二）长骨的结构

**1. 骨松质**

针状、片状骨小梁相互连接形成的多孔隙网架。

**2. 骨密质骨板排列方式**

（1）环骨板：(外环骨板、内环骨板)穿通管。

（2）骨单位（哈佛系统）：中央管、同心圆骨板。

（3）间骨板。

**3. 骨膜**

骨外膜：穿通纤维。

骨内膜：骨髓腔、中央管、穿通管内表面、骨小梁表面。

## 思 考 题

1. 软骨细胞的形态及功能。
2. 为何透明软骨光镜下纤维不能区分。
3. 骨细胞包括哪几种细胞。
4. 密质骨骨板排列方式有几种。
5. 骨内膜分布在何处。

（陈晓蓉　陈远华）

# 第五章 血 液

## 内容概要

血液由血浆和血细胞组成。血浆相当于细胞外基质,其主要成分是水,其余为血浆蛋白(白蛋白、球蛋白、纤维蛋白原等)、脂蛋白、酶、激素、无机盐和多种营养代谢物质。血细胞是由红细胞、白细胞和血小板组成。血细胞主要在骨髓生成。血细胞的形态、数量、百分比和血红蛋白含量的测定结果称血像。最常用的观察血细胞形态的染色方法是 Wright 染色或者 Giemsa 染色。

## 内容提纲

### 一、红细胞

(1) 形态:双凹圆盘状,中央较薄,周缘较厚。

(2) 血红蛋白:成熟红细胞胞质内充满血红蛋白,具有结合与运输 $O_2$ 和 $CO_2$ 的能力。

(3) 红细胞具有一定的弹性和可塑性。

(4) 红细胞的细胞膜中有一类镶嵌蛋白质,即血型抗原 A 和(或)血型抗原 B。

(5) 网织红细胞:未完全成熟的红细胞尚残留部分核糖体,用煌焦油蓝染色呈蓝色的细网状或颗粒。网织红细胞计数是贫血等某些血液病的诊断、疗效判断和预后估计的指标之一。

## 二、白细胞

### （一）形态

无色有核的球形细胞，体积比红细胞大。

### （二）分类

根据白细胞胞质内有无特殊颗粒，可将其分为有粒白细胞和无粒白细胞。前者常称粒细胞，根据其特殊颗粒的嗜色性，又可分为中性粒细胞、嗜酸性粒细胞和嗜碱性粒细胞三种。无粒白细胞则有单核细胞和淋巴细胞两种。

**1. 中性粒细胞**

数量最多的白细胞，具有很强的趋化作用、变形运动和吞噬功能。

**2. 嗜碱性粒细胞**

胞质内含有紫蓝色嗜碱性颗粒，大小不等，分布不均，可将核掩盖，也参与过敏反应。

**3. 嗜酸性粒细胞**

胞质内充满粗大均匀、略带折光性的嗜酸性颗粒，染成橘红色，抑制过敏反应，对寄生虫有很强的杀灭作用。

**4. 单核细胞**

核呈肾形、马蹄形或不规则形，核常偏位，染色质颗粒细而松散，故着色较浅。胞质丰富，弱嗜碱性而呈灰蓝色。单核细胞具有活跃的变形运动、明显的趋化性和一定的吞噬功能。

**5. 淋巴细胞**

小淋巴细胞的核呈圆形，一侧常有浅凹，染色质致密呈块状，着色深。是主要的免疫细胞。

## 三、血小板

### (一) 形态

骨髓中巨核细胞脱落的胞质小块,呈双凸扁盘状。

### (二) 功能

凝血和止血。

## 四、淋巴

略。

## 五、骨髓和血细胞的发生

### (一) 骨髓的结构

造血组织,血窦。

### (二) 造血干细胞和造血祖细胞

**1. 造血干细胞**
很强的增殖潜能;多向分化能力;自我复制或自我更新。

**2. 造血祖细胞**
髓系多向造血祖细胞;红系造血祖细胞;粒细胞—单核细胞系造血祖细胞;巨噬细胞系造血祖细胞。

### (三) 血细胞发生过程及细胞形态演变

三个阶段:原始阶段、幼稚阶段(又分早、中、晚三期)和成熟阶段。

## 思 考 题

1. 红细胞结构和功能。
2. 白细胞分类依据和各种白细胞结构特点和功能。
3. 血细胞发生主要演变过程。

(陈晓宇)

# 第六章 肌 组 织

## 内容概要

肌组织主要由具有收缩功能的肌细胞构成。肌细胞间有少量结缔组织、血管、淋巴管及神经。肌细胞因呈细长纤维形,又称肌纤维。肌细胞的细胞膜称肌膜,细胞质称肌浆,细胞内的滑面内质网称肌浆网。肌细胞之所以能够收缩,是由于肌浆内会有大量肌丝,它们主要由肌动蛋白和肌球蛋白等与收缩活动有关的蛋白质组成。肌组织分骨骼肌、心肌和平滑肌三种,前两种属横纹肌。

## 内容提纲

### 一、骨骼肌

(一)骨骼肌纤维的光镜结构

骨骼肌纤维呈长圆柱状,多核,核位于肌膜下方。在肌浆中有沿肌纤维长轴平行排列的肌原纤维,上有相间排列的明带(I带)和暗带(A带),构成明暗相间的周期性横纹;暗带中央有条M线。明带中央有条Z线。相邻两条Z线之间的一段肌原纤维称为肌节。每个肌节由$\frac{1}{2}$I带+A带+$\frac{1}{2}$I带组成。肌节递次排列构成肌原纤维,是骨骼肌纤维结构和功能的基本单位。

## （二）骨骼肌纤维的超微结构

（1）肌原纤维由粗、细两种肌丝构成。粗肌丝位于肌节中部，两端游离，中央借 M 线固定。细肌丝位于肌节两侧，一端附着于 Z 线，另一端伸至粗肌丝之间，末端游离，止于 H 带的外侧。细肌丝由肌动蛋白、原肌球蛋白和肌钙蛋白组成；粗肌丝由肌球蛋白分子组成。当肌丝滑动时，导致肌节、肌原纤维和肌纤维缩短。

（2）横小管是肌膜向肌浆内凹陷形成的管状结构，在暗带与明带交界处环绕每条肌原纤维，可将肌膜的兴奋迅速传导至肌纤维内部。

（3）肌浆网是肌纤维中特化的滑面内质网，位于横小管之间。其中纵行包绕一段肌原纤维，称纵小管；两端扩大呈扁囊状，称终池。每条横小管与两侧的终池组成三联体，在此部位将兴奋从肌膜传递到肌浆网膜，肌浆网膜上有钙泵和钙通道。肌浆网具有贮存和释放 $Ca^{2+}$ 的功能。

肌原纤维之间的肌浆内含有较多的线粒体、糖原及肌红蛋白。

骨骼肌外还有一种扁平、有突起的肌卫星细胞，附着在肌纤维表面。肌卫星细胞可增殖分化，参与肌纤维的修复。

## 二、心肌

### （一）心肌纤维的光镜结构

心肌纤维成不规则的短圆柱状，借分支互连成网。心肌纤维的连接称闰盘。多数心肌纤维有一个核，少数有双核，位于细胞中央。心肌纤维也呈明暗相间的周期性横纹。

### （二）心肌纤维的超微结构

心肌纤维的超微结构与骨骼肌纤维相似，含粗细肌丝及其组成的肌节。特点是：

（1）肌原纤维的粗细不等、界限不明显，肌原纤维间有极为丰富的线粒体。

(2) 横小管较粗,位于Z线水平。

(3) 肌浆网的纵小管稀疏,仅一侧有终池,与横小管形成二联体。

(4) 闰盘的横位部分有中间连接和桥粒,使心肌纤维间的连接牢固;在纵位部分有缝隙连接,便于细胞间化学信息的交流和电冲动的传导,使心肌的收缩和舒张同步化。

(三) 平滑肌

平滑肌广泛分布于消化道、呼吸道和血管等中空性器官的管壁内。

平滑肌纤维呈长梭形,中央有一个杆状或椭圆形的核,胞质嗜酸性,无横纹。细胞内无肌原纤维,可见大量密斑、密体、中间丝、细肌丝和粗肌丝。

## 思 考 题

1. 骨骼肌纤维的光镜与电镜结构,肌原纤维和肌节的概念,肌丝的分子构成。
2. 心肌纤维的结构特点,闰盘的电镜结构和功能。
3. 平滑肌纤维的光镜结构特点。

(刘向国 张 凯)

# 第七章 神经组织

## 〖内容概要〗

神经组织由神经细胞和神经胶质细胞组成。神经细胞是高度分化的细胞,是神经组织的结构和功能单位,亦称神经元。神经元具有接受刺激、传导冲动和整合信息的功能。神经元之间以特化的连接结构——突触彼此连接,形成复杂的神经通路和网络。有些神经元具有内分泌功能,称为神经内分泌细胞。神经胶质细胞也称神经胶质,其数量多,无传递信息功能,对神经元起支持、保护、营养、绝缘等作用,构成神经元生长分化和功能活动的微环境。神经组织构成神经系统。神经系统分为中枢神经系统与周围神经系统。

## 〖内容提纲〗

### 一、神经元

(一)神经元的结构

神经元都分胞体、树突和轴突三部分。
**1. 胞体**
营养代谢中心,均由细胞膜、细胞质和细胞核构成。
细胞核:位于中央,大而圆,染色淡,核仁清楚。

细胞质:内有特征性结构尼氏体和神经原纤维。

(1) 尼氏体:光镜下呈嗜碱性的细颗粒或粗块状。电镜下由粗面内质网和游离核糖体构成,主要合成结构蛋白、合成神经递质所需的酶类及肽类的神经调质。

(2) 神经原纤维:在 HE 染色切片上无法分辨。镀银染色切片中呈棕黑色细丝,交错排列成网,并伸入树突和轴突内。电镜下由神经丝和微管构成。除构成细胞骨架外,微管还参与物质运输。

细胞膜:是可兴奋膜,通常神经元的树突膜和胞体膜主要接受刺激或信息,轴膜主要传导神经冲动。

**2. 树突**

(1) 有一至多个,形如树枝状,分枝上常可见大量树突棘,极大地扩大了神经元接受刺激的表面积。

(2) 树突内胞质结构与胞体相似。

(3) 功能主要是接受刺激或信息。

**3. 轴突**

(1) 为胞体发出的一个细长突起。胞体发出轴突的部分称轴丘。光镜下该区呈半圆形,无尼氏体,染色淡。

(2) 只一个,直径均一,有侧枝呈直角分出,末端分支较多,形成轴突终末。

(3) 表面的胞膜称轴膜,内面的胞质称轴质。

(4) 轴质内含大量神经丝和微管,还有滑面内质网、微丝、线粒体和小泡。

(5) 轴突的主要功能是传导神经冲动。神经冲动在轴丘处轴膜起始,并沿着轴膜上传导。

(二) 神经元的分类

(1) 按神经元突起数量分:① 多极神经元。② 双极神经元。③ 假单极神经元。

(2) 按神经元功能分:① 感觉神经元。② 中间神经元。③ 运动神经元。

(3) 按神经元释放的神经递质和神经调质分：① 胆碱能神经元。② 胺能神经元。③ 氨基酸能神经元。④ 肽能神经元。

## 二、突触

定义：突触是神经元与神经元之间或神经元与效应细胞之间传递信息的部位。

分类：按神经冲动传递方式，突触分为化学突触和电突触两大类。

化学突触的电镜结构：化学突触是以神经递质作为传递信息的媒介，是一般所说的突触；电镜下由突触前成分、突触间隙和突触后成分构成。突触前成分和突触后成分彼此相对的胞膜，分别称突触前膜和突触后膜。

## 三、神经胶质细胞

### （一）中枢神经系统的神经胶质

**1. 星形胶质细胞**

(1) 分纤维性星形胶质细胞和原浆性星形胶质细胞。前者多分布于脑和脊髓的白质，突起细长而直，分支较少；后者多分布于脑和脊髓灰质，突起较粗短，分支多。

(2) 发出的突起充填于神经元胞体和突起之间，起支持绝缘作用。

(3) 有的突起末端扩大形成脚板，贴附于毛细血管壁上，构成血—脑屏障神经胶质膜。

(4) 能分泌神经营养因子，对神经元的分化、功能及创伤后可塑性变化有重要作用。

(5) 在脑和脊髓损伤时，可增生形成胶质瘢痕。

**2. 少突胶质细胞**

胞体较小，突起较少，是中枢神经系统内的髓鞘形成细胞。

### 3. 小胶质细胞

胞体最小,属于单核吞噬细胞系统,来源于骨髓造血干细胞,具有吞噬功能。

### 4. 室管膜细胞

衬在脑室和脊髓中央管内面,呈单层立方或柱状,具有支持和保护功能,并参与脑脊液形成,在脉络膜处的室管膜细胞可产生脑脊液。

## (二)周围神经系统内的神经胶质

### 1. 神经膜细胞

神经膜细胞又称施万细胞。一个施万细胞只包裹一根轴突,形成一个结间体;它也可包裹多根轴突,形成无髓神经纤维。具有保护、绝缘和分泌神经营养因子的功能。

### 2. 卫星细胞

是包在神经节的神经元周围的一层扁平或立方形细胞。

## 四、神经纤维和神经

### (一)有髓神经纤维

**1. 周围神经系统的有髓神经纤维**

由施万细胞包绕轴突构成,外包髓鞘和神经膜。施万细胞为卷筒状,一个接一个套在轴突外面,形成一个个结间体,之间狭窄处称郎飞结。轴突越粗,髓鞘越厚,结间体越长,传导速度越快。

**2. 中枢神经系统的有髓神经纤维**

髓鞘形成细胞为少突胶质细胞。一个少突细胞伸出多个叶片状突起分别包裹数条轴突形成髓鞘。

### (二)无髓神经纤维

无髓鞘、无郎飞结、传导速度慢。

## 五、神经末梢

### (一) 感觉神经末梢

**1. 游离神经末梢**

分布于表皮、角膜和毛囊上皮细胞之间或结缔组织内,感受冷、热、轻触和痛的感觉。

**2. 有被囊的神经末梢**

触觉小体:分布于皮肤真皮乳头处,感受触觉。

环层小体:分布皮下、肠系膜、腹膜、韧带等处。产生压觉和振动觉。肌梭分布于骨骼肌,是一种本体觉感受器。

### (二) 运动神经末梢

**1. 躯体运动神经末梢**

又称运动终板或神经肌连接。

为运动神经元发出的长轴突,抵达骨骼肌,失去髓鞘,反复分支形成的葡萄状终末。

电镜下运动终板处骨骼肌纤维表面凹陷成槽底,槽底肌膜即突触后膜,形成许多皱褶,轴突终末嵌入浅槽,内有许多含乙酰胆碱的突触小泡,后膜上有相应的乙酰胆碱受体。

**2. 内脏运动神经末梢**

分布于平滑肌、心肌和腺体等处。其神经纤维较细,无髓鞘,分支末端呈串珠状膨大,贴附于肌纤维的表面或穿行腺细胞之间,与效应细胞建立突触。

## 思 考 题

1. 试述神经元的结构及功能。
2. 试述神经元的分类。
3. 简述周围神经系统有髓神经纤维的结构。

4. 试述化学性突触的超微结构及其传导神经冲动的机制。

5. 试述神经胶质细胞的种类及各类神经胶质细胞的形态、结构和功能。

6. 试述神经末梢的分类和各种神经末梢的形态结构和功能。

(苏衍萍)

# 第八章 神经系统

## 内容概要

神经系统由中枢神经系统和周围神经系统组成。前者包括脑与脊髓,后者包括神经节(脑脊神经节和自主神经节)和周围神经。

(1) 大脑皮质位于表层,一般分为分子层、外颗粒层、外锥体细胞层、内颗粒层、内锥体细胞层和多形细胞层六层,神经元都为多极神经元,分为锥体细胞、颗粒细胞和梭形细胞三类。

(2) 小脑皮质位于浅层,分为分子层、浦肯野细胞层和颗粒层三层,神经元包括浦肯野细胞、星形细胞、篮状细胞、颗粒细胞和高尔基细胞。

(3) 脊髓灰质位于中央,分前角、后角和侧角。前角含躯体运动神经元,侧角含内脏运动神经元,后角的神经元主要接受感觉神经元轴突传入的神经冲动。

(4) 脑脊神经节内含假单极神经元和神经纤维束。

(5) 自主神经节主要含多级神经元和无髓神经纤维。

(6) 血—脑屏障由连续毛细血管内皮、基膜和神经胶质膜组成。

# 内容提纲

## 一、大脑皮质

### (一) 大脑皮质的神经元

**1. 锥体细胞**
(1) 数量多,分大、中、小三型。
(2) 胞体呈锥体形,尖端发出一条较粗的主树突伸向皮质表面。
(3) 从胞体底部发出一条细的轴突,长短不一,长轴突进入白质形成投射纤维或联合纤维。

**2. 颗粒细胞**
(1) 数量最多,胞体较小,呈颗粒状。
(2) 包括星形细胞、水平细胞、篮状细胞和上行轴突细胞等。
(3) 是大脑皮质的中间神经元,构成皮质内信息传递的复杂微环路。

**3. 梭形细胞**
(1) 数量较少,大小不一,胞体呈梭形,位于皮质深层。
(2) 树突自胞体上、下两端发出,轴突自下端树突的主干根部发出进入白质,形成投射纤维或联合纤维。

### (二) 大脑皮质分层及主要细胞成分

(1) 分子层:水平细胞和星形细胞。
(2) 外颗粒层:星形细胞和小型锥体细胞。
(3) 外锥体细胞层:中、小型锥体细胞和星形细胞。
(4) 内颗粒层:星形细胞。
(5) 内锥体细胞层:大、中型锥体细胞。
(6) 多形细胞层:梭形细胞、锥体细胞、颗粒细胞。

## 二、小脑皮质

### (一) 小脑皮质神经元

有浦肯野细胞、颗粒细胞、星形细胞、篮状细胞和高尔基细胞五种。

### (二) 小脑皮质的分层及主要细胞成分

(1) 分子层:较厚,主要由星形细胞、篮状细胞组成。
(2) 浦肯野细胞层:由一层浦肯野细胞胞体构成,胞体大,梨形,树突分支多,伸向分子层,轴突细长入白质。
(3) 颗粒层:由颗粒细胞、高尔基细胞组成。

## 三、脊髓灰质

### (一) 性状

位于脊髓中央,呈蝶形,分前角、后角和侧角。

### (二) 灰质的神经元

**1. 前角神经元**
为多极神经元,主要分为以下三种。
(1) α神经元:胞体大,轴突粗长,分布到梭外骨骼肌。
(2) γ神经元:胞体小,轴突细长,分布到肌梭的梭内肌纤维。
(3) 闰绍细胞:胞体小,轴突短,与α神经元形成突触,抑制α神经元活动。

**2. 后角神经元**
(1) 多为小型神经元,是接受各种不同感觉冲动的中间神经元。
(2) 轴突进入白质后,形成各种上行纤维束到脑干、小脑和丘脑。

**3. 侧角神经元**

(1) 为交感神经系统的节前神经元。

(2) 轴突终止于交感神经节细胞,形成交感神经的节前纤维。

## 四、神经节

### (一) 分类

分为脑脊神经节和自主神经节两种。

### (二) 脑脊神经节

(1) 属感觉神经节,主要由节细胞、卫星细胞和有髓神经纤维构成。

(2) 节细胞:为假单极神经元,成群分布。胞体圆形或卵圆形,大小不等,核大,染色浅,核仁明显,胞质内尼氏体细小、分散。

### (三) 自主神经节

(1) 分交感神经节和副交感神经节。

(2) 主要由节细胞、卫星细胞和无髓神经纤维构成。

(3) 节细胞为多极运动神经元,胞体小,散在分布,核常偏位。

(4) 功能:发出节后神经纤维支配平滑肌、心肌和腺体。

## 五、脑脊膜和血—脑屏障

### (一) 脑脊膜

(1) 脑脊膜是包在脑和脊髓外面的结缔组织膜。

(2) 从外向内分三层,即硬膜、蛛网膜和软膜。

(ⅰ) 硬膜:为厚而坚韧的致密结缔组织,与蛛网膜之间有狭窄的硬膜下隙,内含少量液体。

(ⅱ) 蛛网膜:为薄层疏松结缔组织,与软膜之间有较宽大的蛛网膜下隙,内含脑脊液。

(ⅲ)软膜:为薄层疏松结缔组织,紧贴于脑和脊髓表面,富含血管,供应脑和脊髓的营养。

(二)血—脑屏障

(1)组成:连续性毛细血管内皮、完整的内皮基膜、神经胶质膜。

(2)功能:防止有害物质进入脑组织,但营养物质和代谢产物可以通过。

## 思 考 题

1. 大脑皮质分几层?各层由哪些神经细胞组成?
2. 小脑皮质分几层?各层由哪些神经细胞组成?
3. 比较脊神经节和自主神经节的结构特点?
4. 简述血—脑屏障的组成及意义。

(张 垒)

# 第九章 循环系统

## 内容概要

循环系统是生物体的细胞外液(包括血浆、淋巴和组织液)借以循环流动的管道系统,包括心血管系统和淋巴管系统。心血管系统由心脏、动脉、毛细血管和静脉组成,心脏是输送血液流动的泵,心脏搏出的血液经动脉到毛细血管,毛细血管的管壁薄,血液在此与周围组织进行物质交换;静脉起始端也参与物质交换,但主要是将物质交换后的血液回流到心脏。淋巴管系统由毛细淋巴管、淋巴管和淋巴导管组成,是辅助的循环管道。循环系统将 $O_2$、营养物质、激素及一些信号分子运送至各种组织,同时将组织代谢产生的 $CO_2$ 和代谢废物运送至排泄器官,维持机体的生命活动。

## 内容提纲

### 一、心脏

(一)心脏壁结构

(1)心内膜:由内皮、内皮下层和心内膜下层组成。
(2)心肌膜:厚,主要由心肌纤维构成,大致可分为内纵、中环和外斜三层。
(3)心外膜:浆膜,由结缔组织和间皮组成。

(4) 心瓣膜:为心内膜向腔内凸起形成的薄片状结构,由内皮和致密结缔组织组成。

(二) 心脏传导系统

**1. 定义**

由特殊心肌纤维组成的一个系统,包括窦房结、房室结、房室束、房室束左右分支及终支。

**2. 组成**

(1) 起搏细胞(P细胞):位于窦房结和房室结的中心部位。功能:心肌兴奋起搏点。

(2) 移行细胞:位于窦房结和房室结的周边及房室束内。功能:传导冲动。

(3) 浦肯野纤维(束细胞):组成房室束、左右束支及其分支,位于心室壁的心内膜下层。功能:将兴奋传至心室。

**3. 功能**

产生并传导冲动到心脏各部,使心房肌和心室肌按一定节律收缩。

## 二、血管

分动脉、毛细血管和静脉。除毛细血管外,动脉和静脉的管壁一般分为三层,自内向外由内膜、中膜和外膜构成。

(一) 动脉

大动脉、中动脉和小动脉管壁组织结构比较列于表9.1。小动脉与微动脉管壁组织结构比较列于表9.2。

表9.1　大动脉、中动脉和小动脉管壁组织结构比较

| | | 大动脉<br>（弹性动脉） | 中动脉<br>（肌性动脉） | 小动脉<br>（肌性动脉） |
|---|---|---|---|---|
| 内膜 | 内皮 | W-P小体 | | |
| | 内皮下层 | 厚 | 薄 | 薄 |
| | 内弹性膜 | 与中膜连续 | 明显 | 有 |
| 中膜 | 平滑肌 | | 10层~40层 | 3层~8层 |
| | 弹性膜 | 40层~70层 | | |
| 外膜 | 外弹性膜 | 不明显 | 明显 | 无 |

表9.2　小动脉与微动脉管壁组织结构比较

| | 小动脉 | 微动脉 |
|---|---|---|
| 直径 | 0.3mm~1mm | <0.3mm |
| 内弹性膜 | 明显 | 无 |
| 中膜平滑肌 | 3层~8层 | 1层~2层 |
| 外膜 | 厚 | 薄 |

动脉管壁结构与功能的关系：大动脉弹性强，作为辅助泵，保持血液连续而均匀流动；中动脉调节进入器官和组织的血流量；小动脉和微动脉调节局部组织血流量，影响血压，是外周阻力血管。

（二）毛细血管

光镜结构：管径6$\mu$m~8$\mu$m（1个~3个细胞围成），血窦较大，直径达40 $\mu$m；管壁主要由内皮、基膜和周细胞构成。毛细血管电镜分类与比较见表9.3。

表9.3 毛细血管电镜分类与比较

| | 连续毛细血管 | 有孔毛细血管 | 血窦(窦状毛细血管) |
|---|---|---|---|
| 内皮 | 连续<br>细胞间有紧密连接<br>胞质内有吞饮小泡 | 连续<br>细胞间有紧密连接<br>有窗孔,孔上有隔膜 | 间隙较大<br><br>有窗孔,无隔膜 |
| 基膜 | 完整 | 完整 | 不完整或缺如 |
| 分布 | CT、肌组织、胸腺、肺和CNS等 | 胃肠道、滤过屏障等 | 肝、脾、骨髓等 |

功能:是血液与周围组织进行物质交换的场所。毛细血管的管壁薄、面积大、血流速度慢等特点是其进行物质交换的有利条件。

### (三)静脉

**1. 结构特点**

(1) 管径粗、管壁薄、管腔不规则、弹性小,管壁常塌陷。

(2) 管壁分内膜、中膜、外膜三层,但界限不清,外膜厚。

(3) 管壁的平滑肌和弹性组织不及动脉丰富,结缔组织成分相对较多。

(4) 管腔内有静脉瓣,防止血液逆流,有利于身体各部位的血液回流心脏。

**2. 分类**

(1) 微静脉:管径 $50\mu m \sim 200 \mu m$,内皮外平滑肌有或无、外膜薄;毛细血管后微静脉:内皮细胞间隙大,通透性大。

(2) 小静脉:管径 $200\mu m$ 以上,内皮外1层~2层平滑肌,外膜变厚。

(3) 中静脉:内膜和中膜薄,外膜较厚,无外弹性膜。

(4) 大静脉:内膜较薄,中膜有疏散的平滑肌,外膜厚;有纵行的平滑肌束。

## 思 考 题

1. 简述心脏壁的光镜结构。
2. 以中动脉为例简述动脉管壁的结构及功能。
3. 毛细血管光镜结构,电镜下毛细血管类型及结构特点。

(张荣宜 冯利杰)

# 第十章 免疫系统

## 内容概要

免疫系统由淋巴器官、淋巴组织、免疫细胞和免疫分子组成,是机体免疫功能的结构基础。免疫细胞包括淋巴细胞、抗原提呈细胞、巨噬细胞及单核吞噬细胞系统的细胞等。淋巴细胞是免疫应答的核心,具有异质性,可分为T细胞,B细胞,NK细胞。T细胞参与细胞免疫;B细胞参与体液免疫;NK细胞自发地发挥细胞毒效应。淋巴细胞特性:特异性、转化性和记忆性。淋巴细胞再循环有利于识别抗原和迅速传递信息。淋巴组织分为弥散淋巴组织和淋巴小结,或构成淋巴器官,或散在于其他器官中。淋巴器官是可分为中枢淋巴器官和周围淋巴器官,前者培育淋巴细胞,后者是免疫细胞定居、增殖分化和免疫应答的场所。

## 内容提要

### 一、免疫细胞

(一)淋巴细胞

**1. T细胞**

胸腺产生,进入周围淋巴器官后与相应抗原接触,即可转化效应T细胞,部分回复静息状态则成为记忆细胞。T细胞分为三个亚群：

(1) 细胞毒性 T 细胞：是主要细胞，能直接杀伤靶细胞，故 T 细胞参与的免疫称为细胞免疫。

(2) 辅助性 T 细胞：促进、激发、增强免疫应答。

(3) 抑制性 T 细胞：抑制、减弱免疫应答。

**2. B 细胞**

由骨髓产生，受相应的抗原刺激后，增殖分化，大部分转化为效应 B 细胞，即浆细胞，分泌抗体，降低抗原的致病作用，且使抗原易被清除。B 细胞分泌抗体进入体液，故 B 细胞介导的免疫称体液免疫。

**3. NK 细胞**

无需抗原提呈细胞的介导，也不借助抗体，直接杀伤靶细胞。

**4. 淋巴细胞特性**

特异性；转化性；记忆性。

**5. 淋巴细胞再循环**

(1) 概念：周围淋巴器官或淋巴组织中的淋巴细胞经淋巴管进入血液循环后，又通过弥散淋巴组织内高内皮的毛细血管后微静脉返回到周围淋巴器官或组织中的循环过程，称为淋巴细胞再循环。参与再循环的细胞主要是记忆性 T 细胞和 B 细胞。

(2) 意义：① 有利于接触和识别抗原。② 迅速传递信息，协调全身免疫细胞，共同进行免疫应答。

### (二) 巨噬细胞及单核吞噬细胞系统

(1) 概念：单核细胞及由其分化的具有吞噬功能的细胞称为单核吞噬细胞系统。

(2) 组成：单核细胞、结缔组织及淋巴组织的巨噬细胞、肝巨噬细胞、肺巨噬细胞、神经组织的小胶质细胞、骨组织的破骨细胞、皮肤的郎格汉斯细胞等。

(3) 功能：是体内具有强大吞噬、防御机能的细胞系统；参与特异性免疫应答。

### （三）抗原提呈细胞

一类能摄取和处理抗原,并呈递抗原肽给特异性淋巴细胞,以刺激特异性淋巴细胞增殖、活化,进而引发免疫应答的免疫细胞。分为专职性和非专职性两类,前者包括树突状细胞、巨噬细胞、B细胞。

树突状细胞(DC):具有分支突起形态,分布很广,功能最强的专职性抗原提呈细胞,能高效地摄取、加工处理和呈递抗原,启动、调控并维持免疫应答。

## 二、淋巴组织

以网状组织为支架,内含大量淋巴细胞及一些其他免疫细胞的组织称为淋巴组织。

### （一）弥散淋巴组织

较松散的,无明显界限的淋巴组织。含有T细胞和B细胞,常含有高内皮的毛细血管后微静脉。后者是淋巴细胞由血液进入淋巴组织的通道。

### （二）淋巴小结

较密集且境界清晰,呈圆形或椭圆形的淋巴组织,常位于弥散淋巴组织中。淋巴小结内含有大量B细胞及少量的T细胞、滤泡树突状细胞、巨噬细胞。

## 三、淋巴器官

以淋巴组织为主的器官,在体内实现免疫功能,又称免疫器官。

中枢淋巴器官:包括胸腺、骨髓,是淋巴细胞早期分化的场所。发生早,出生前就已发育完善。造血干细胞在其特定的微环境下增殖、分化,成熟的初始淋巴细胞被输送到周围淋巴器官。

周围淋巴器官：包括淋巴结、脾、扁桃体等，是免疫应答的场所。发生晚，出生后数月才完善。在抗原刺激下，具有相应抗原受体的淋巴细胞增殖、分化，形成效应细胞和记忆细胞。

## （一）胸腺

表面有薄层被膜，被膜伸入将实质分隔成许多不完全的小叶。小叶包含皮质和髓质。

### 1. 皮质

由胸腺上皮细胞形成支架，间隙中含密集的胸腺细胞，为早期 T 细胞，95％的胸腺细胞在发育过程中凋亡淘汰，仅 5％分化为成熟的初始 T 细胞。胸腺上皮细胞分泌胸腺素和胸腺生成素，促进胸腺细胞发育。成熟的初始 T 细胞经位于皮质与髓质交界处的毛细血管后微静脉进入血流，迁移到周围淋巴器官和组织。

### 2. 髓质

含有较多上皮性细胞、一些成熟的胸腺细胞及巨噬细胞和交错突细胞等，故染色较浅。髓质内的胸腺上皮细胞较大，也分泌胸腺激素。

胸腺小体是胸腺髓质内散在的特征性结构，由数层扁平的上皮性细胞呈同心圆状围成，其外周细胞较幼稚，胞质嗜酸性；近小体中心的细胞成熟；小体中心的细胞退变、解体。小体内常见巨噬细胞。

### 3. 血—胸腺屏障

（1）组成：① 连续毛细血管。② 内皮基膜。③ 毛细血管周间隙中的巨噬细胞。④ 上皮基膜。⑤ 胸腺上皮细胞及突起。

（2）功能：阻止抗原进入实质，稳定微环境。

### 4. 胸腺的功能

培育和选择 T 细胞，分泌胸腺激素。

## （二）淋巴结

表面被覆致密结缔组织被膜，数条输入淋巴管穿过被膜通入被膜下淋巴窦。淋巴结的一侧凹陷称为门部,有血管、神经和输出淋巴管通行。被膜和门部的结缔组织伸入实质形成小梁。淋巴结分为皮质和髓质。

**1. 皮质**

位于被膜下方,髓质周围,由浅层皮质、副皮质区及皮质淋巴窦构成。

(1) 浅层皮质:淋巴小结和其间的弥散淋巴组织,主要含B细胞。

(2) 副皮质区:皮质深层的弥散淋巴组织,主要含T细胞,为胸腺依赖区。有巨噬细胞、交错突细胞和少量B细胞。有较多高内皮微静脉。

(3) 皮质淋巴窦:包括被膜下窦和小梁周窦。窦壁由内皮、薄层基膜、少量网状纤维构成,窦腔内有星状的内皮细胞支撑,巨噬细胞附着于内皮细胞,利于滤过淋巴液。

**2. 髓质**

可分为髓索、髓窦。

(1) 髓索:索状淋巴组织,互连成网,含B细胞、浆细胞、巨噬细胞。

(2) 髓窦:位于相邻髓索间,结构似皮质淋巴窦,较大,含较多巨噬细胞,滤过作用强。

**3. 淋巴通路**

输入淋巴管→被膜下淋巴窦→小梁周围窦→髓窦→输出淋巴管。

**4. 淋巴结的功能**

(1) 滤过淋巴液。

(2) 进行免疫应答。

(三) 脾

脾与淋巴结同为最重要的周围淋巴器官,但脾位于血液循环的通路上。其实质主要也是由淋巴组织构成,但淋巴组织及淋巴细胞的分布与淋巴结不同。脾的实质无皮、髓质之分,而分为白髓、边缘区和红髓三部分;脾内无淋巴窦,但富含血窦。脾的功能也与淋巴结有所不同。

脾的被膜厚而致密,富含弹性纤维和平滑肌,表面有间皮。被膜与门部的结缔组织伸入脾实质内形成小梁,实质包括白髓、边缘区和红髓。

**1. 白髓**

淋巴细胞密集区域,两部分构成:

(1)动脉周围淋巴鞘:中央动脉周围较厚的弥散淋巴组织,含大量T细胞、少量巨噬细胞及交错突细胞。相当于淋巴结的副皮质区,但无高内皮微静脉。发生细胞免疫应答时,动脉周围淋巴鞘内的T细胞分裂增殖。

(2)脾小结:脾内的淋巴小结,位于动脉周围淋巴鞘的一侧,含大量B细胞。当体液免疫应答时,淋巴小结增多、增大,呈现生发中心,小结帽朝向红髓。

**2. 边缘区**

白髓与红髓之间的区域,含T细胞及B细胞,淋巴细胞较白髓稀疏,而较脾索密集,并混有少量红细胞。边缘区内毛细血管膨大形成边缘窦,是淋巴细胞进入淋巴组织内的通道。边缘区有树突状细胞,是脾内捕获、识别抗原,启动免疫应答的部位。

**3. 红髓**

实质内白髓和边缘区以外的区域,含大量血细胞,包括脾索和脾血窦。

(1)脾索:富含血细胞的索状淋巴组织,互连成网。索内含B细胞、浆细胞、巨噬细胞和树突状细胞等。中央动脉主干穿出白髓,在红髓中分支形成笔毛动脉,末端大部分开放于脾索,再通入脾血窦,少部分直接开口于脾血窦。

(2)脾血窦:位于脾索间,窦壁由长杆状内皮细胞围成,有间隙,基膜不完整,脾索内正常的血细胞可经此穿入血窦。

**4. 脾的功能**

脾的功能是：① 滤血。② 免疫应答。③ 造血，成年后脾内仍有一定造血潜能。此外，脾尚有一定储血功能。

## 思 考 题

1. 淋巴细胞再循环的概念及意义。
2. 巨噬细胞及单核吞噬细胞系统的概念、组成及功能。
3. 抗原提呈细胞的概念、组成及在免疫应答中的作用。
4. 中枢淋巴器官与周围淋巴器官的结构和功能特点。
5. 胸腺的结构特征及功能。
6. 淋巴结与脾在结构和功能上的异同。

（赵培林）

# 第十一章　内分泌系统

## 内容概要

内分泌系统由内分泌腺和分布于其他器官内的内分泌细胞组成。

甲状腺实质含大小不等的滤泡。甲状腺的腺细胞为滤泡上皮细胞和滤泡旁细胞，分别分泌甲状腺激素和降钙素。

甲状旁腺的主细胞分泌甲状旁腺素，有升高血钙的作用。

肾上腺皮质分为球状带、束状带和网状带，分别分泌盐皮质激素、糖皮质激素和性激素。肾上腺髓质的嗜铬细胞分泌肾上腺素和去甲肾上腺素。

脑垂体由腺垂体和神经垂体构成。腺垂体远侧部嗜酸性细胞分泌生长激素和催乳激素，嗜碱性细胞分泌促甲状腺激素、促肾上腺皮质激素和促性腺激素。神经部含有无髓神经纤维、垂体细胞和赫令体。

下丘脑通过垂体门脉系统调节腺垂体的功能活动，下丘脑与神经垂体则为一整体。

# 第十一章 内分泌系统

## 内容提纲

### 一、概述

#### (一)组成

内分泌腺　　　　血液
　　　　　　　　分泌物(激素)→ 靶器官,靶细胞临近细胞
其他器官内分泌细胞　　　　　　　旁分泌

#### (二)分类

根据激素化学性质分为:

**1. 分泌含氮激素细胞**
EM特点:粗面内质网,高尔基复合体,膜包分泌颗粒

**2. 分泌类固醇激素细胞**
EM特点:丰富滑面内质网,管状线粒体嵴,较多脂滴。

### 二、甲状腺

#### (一)滤泡

立方滤泡上皮细胞围成。功能:合成分泌甲状腺激素,胶质。

#### (二)滤泡旁细胞(C细胞)

位于滤泡间与滤泡上皮细胞间。功能:分泌降钙素。

### 三、甲状旁腺

#### (一)主细胞

功能:分泌甲状旁腺素。

## （二）嗜酸性细胞

嗜酸颗粒。功能不明。

## 四、肾上腺

### （一）皮质

球状带。分泌盐皮质激素。
束状带。分泌糖皮质激素。
网状带。分泌性激素，少量糖皮质激素。

### （二）髓质

髓质细胞（嗜铬细胞）。功能：分泌肾上腺素和去甲肾上腺素。

## 五、脑垂体

### （一）腺垂体

**1. 远侧部**

嗜酸性细胞 { 生长激素细胞——分泌生长激素
              催乳激素细胞——催乳激素

嗜碱性细胞 { 促甲状腺激素细胞
              促肾上腺皮质激素细胞
              促性腺激素细胞

嫌色细胞

**2. 中间部**

滤泡、嫌色细胞、嗜碱性细胞。

**3. 结节部**

丰富纵行毛细血管。

**4. 下丘脑与腺垂体关系**

$$\text{垂体门脉系统}\begin{cases}\text{第一级毛细血管网（漏斗）}\\\text{垂体门微静脉（结节部）}\\\text{第二级毛细血管网（远侧部）}\end{cases}$$

## （二）神经垂体

**1. 神经垂体结构**

无髓神经纤维、神经胶质细胞（垂体细胞）、赫令体（神经元分泌颗粒聚集）。

**2. 神经垂体与下丘脑关系——整体**

下丘脑视上核、室旁核神经内分泌细胞分泌抗利尿素，催产素 $\xrightarrow{\text{轴突}}$ 神经部储存。

### 思 考 题

1. 根据分泌物（激素）的化学性质，内分泌细胞分为哪两类，其特点如何？

2. 各内分泌腺的内分泌细胞类型及功能。

3. 何为垂体门脉系统。

（陈晓蓉　陈远华）

# 第十二章 皮 肤

## 内容概要

皮肤由浅表的表皮和深部的真皮两部分组成,通过皮下组织与深部的结缔组织相连。表皮由角化的复层扁平上皮组成,表皮细胞分为两大类:一类是角质形成细胞,占表皮细胞的绝大多数;另一类是非角质形成细胞,包括黑素细胞、朗格汉斯细胞和梅克尔细胞。真皮由致密结缔组织组成,分为乳头层和网织层。皮肤内有毛、皮脂腺、汗腺和指(趾)甲等,它们都是由表皮衍生的皮肤附属器。皮肤具有屏障、保护、调节体温、感觉及参与免疫应答等功能。

## 内容提纲

### 一、表皮

(一)表皮的分层和角化

**1. 基底层(生发层)**

形态结构:① LM:一层矮柱状细胞,胞质嗜碱性。② EM:游离核糖体,少量角蛋白丝,有桥粒。

功能:表皮的干细胞,有分裂能力。

**2. 棘层**

形态结构:① LM:4层～10层多边形棘细胞,胞质弱嗜碱性。② EM:大量桥粒,游离核糖体,角蛋白丝增多成束,板层颗粒有界膜包裹,内含脂质。

**3. 颗粒层**

形态结构:① LM:3层～5层梭形细胞,胞质内充满嗜碱性透明角质颗粒。② EM:透明角质颗粒无界膜包裹,板层颗粒增多(屏障作用)。

**4. 透明层**

形态结构:① LM:2层～3层透明梭形细胞,胞质透明均质状,强嗜酸性。② EM:细胞核和细胞器消失,胞质内充满角蛋白丝。

**5. 角质层**

形态结构:① LM:多层扁平角质细胞(角化的死细胞,无细胞核和细胞器),胞质嗜酸性。② EM:胞质内充满角蛋白丝,胞膜增厚,细胞间隙充满脂类物质,桥粒松散。

(二)非角质形成细胞

**1. 黑素细胞**

定义:生成黑色素的细胞。

分布:基底细胞间。

形态特征:胞体大,有突起,胞质内有黑素体(含酪氨酸酶),黑素颗粒(含黑色素)。

功能:产生黑色素(酪氨酸酶能将酪氨酸转化为黑色素),吸收紫外线,保护深部组织。

**2. 朗格汉斯细胞(Langerhans cell)**

分布:散在棘层间。

形态特征:① 氯化金染色:细胞具有树枝状突起。② EM:胞质内有伯贝克颗粒,颗粒有膜包被,呈杆状或球拍状。

功能:抗原提呈细胞,参与皮肤免疫应答。

**3. 梅克尔细胞(Merkel cell)**

分布:位于基底层。

形态特征:胞质内有许多中心致密颗粒,有膜包裹,与神经末梢接触。

功能:可能是接受机械刺激的感觉细胞。

## 二、真皮

(1) 乳头层:位于真皮浅层,薄层疏松结缔组织,毛细血管丰富,游离神经末梢,真皮乳头内有触觉小体。

(2) 网织层:位于乳头层下方,较厚致密结缔组织,大量胶原纤维束和弹性纤维,内有毛囊,汗腺,皮脂腺及环层小体等。

## 三、皮下组织

即浅筋膜,由疏松结缔组织和脂肪组织构成,将皮肤与深部组织相连。

## 四、皮肤附属器

### (一) 毛

(1) 毛干:排列规则的角化上皮细胞组成。

(2) 毛根:外围包有毛囊,由内层上皮细胞和外层结缔组织组成的鞘状结构。

(3) 毛球:毛根和毛囊末端膨大部分,是毛和毛囊生长点。

毛母质细胞:毛球的上皮细胞,为干细胞。

毛乳头:毛球底部结缔组织突入其中形成,对毛的生长起诱导营养作用。

立毛肌:平滑肌,位于毛根与皮肤表面呈钝角一侧,受交感神经支配。

## (二) 皮脂腺

定义:毛囊和立毛肌之间的泡状腺。

结构:① 分泌部:周边一层较小的立方形细胞,有分裂能力,中心许多较大的多边形细胞,充满脂滴。② 导管部:短,开口于毛囊或皮肤表面。

功能:润滑皮肤和毛发。

## (三) 汗腺

(1) 外泌汗腺(局泌汗腺):分布于全身皮肤(手掌,足底尤多)。
(2) 顶泌汗腺(大汗腺):分布于腋窝、乳晕、会阴等处。其结构:

分泌部:一层立方或矮柱状细胞围成。
导管部:两层上皮细胞组成。
功能:分泌汗液,调节体温,排泄代谢产物。

## (四) 指(趾)甲

(1) 甲体:① 甲床:甲体深面的皮肤。② 甲襞:甲体两侧和近侧的皮肤。③ 甲沟:甲襞与甲体之间的浅沟。
(2) 甲根:甲母质。甲根周围的复层扁平上皮,分裂活跃,是甲的生长区。

## 思 考 题

1. 简述皮肤表皮的分层。
2. 简述非角质形成细胞类型及功能。

(王盛花 谢芬芬)

# 第十三章 眼 和 耳

## 内容概要

眼为视觉器官,由眼球及其附属器官组成。

眼球由眼球壁和内容物组成。眼球壁自外向内分为三层:纤维膜、血管膜和视网膜。纤维膜主要为致密结缔组织,前端为角膜,后部为巩膜。

血管膜为富含血管和色素细胞的疏松结缔组织,自前向后分别为虹膜、睫状体和脉络膜。

视网膜为神经组织,由外到内分别是色素上皮层、视细胞层、双极细胞层和节细胞层。

眼球内容物包括房水、晶状体和玻璃体。

耳由外耳、中耳和内耳三部分组成。

外耳收集声波,中耳传递声波,内耳感受位觉和听觉。

内耳由骨迷路和膜迷路两套管道套叠而成。

外层管道是骨迷路,包括耳蜗、前庭和三个相互垂直的骨半规管。

内层管道为膜迷路,由膜蜗管、球囊、椭圆囊和膜半规管构成。膜迷路某些部位的黏膜上皮高度分化成为感受器,即壶腹嵴、位觉斑和螺旋器。壶腹嵴和位觉斑是位觉感受器;螺旋器是听觉感受器。

# 第十三章 眼和耳

## 内容提纲

### 一、眼球壁

#### (一) 纤维膜

眼球壁最外层,由致密结缔组织构成。

**1. 角膜**

位于纤维膜前部,由外向内依次为角膜上皮、前界层、角膜基质、后界层和角膜内皮。

**2. 巩膜**

位于角膜后方,由致密结缔组织构成。

**3. 角巩膜缘**

巩膜与角膜移行处。

#### (二) 血管膜

**1. 虹膜**

位于血管膜最前部,由前到后分为三层:前缘层、虹膜基质和虹膜上皮。

**2. 睫状体**

位于虹膜后方,由外向内可分为三层:睫状肌、睫状基质和睫状体上皮。

**3. 脉络膜**

位于血管膜的后方,为富含血管和色素细胞的疏松结缔组织。

#### (三) 视网膜

眼球壁的最内层,自外向内依次是色素上皮层、视细胞层、双极细胞层和节细胞层。

**1. 色素上皮层**

结构:单层立方上皮,游离面有细长突起,基底面有质膜内褶,胞质内有黑素颗粒和溶酶体;功能:防止强光对视细胞的损伤,吞噬、消化视杆细胞脱落的膜盘,色素细胞间的紧密连接参与血—视网膜屏障的构成,贮存维生素 A。

**2. 视细胞层**

视细胞层为感光细胞,分视杆细胞和视锥细胞两种,见表 13.1。

表 13.1

| 视细胞 | | 视杆细胞 | 视锥细胞 |
|---|---|---|---|
| 数量 | | 多,约 12 000 万 | 少,约 700 万 |
| 外突 | 形态 | 杆状 | 锥形 |
| | 外节 | 膜盘游离,不断更新脱落,含视紫红质 | 膜盘是胞膜的延续,不更新,但视色素更新 |
| | 内节 | 含线粒体、粗面内质网和高尔基复合体等 | 含线粒体、粗面内质网和高尔基复合体等 |
| 胞体 | | 核小,染色浅 | 核大,染色深 |
| 内突 | | 膨大、与双极细胞及水平细胞形成突触 | 膨大、与双极细胞及水平细胞形成突触 |
| 功能 | | 感受弱光,适应暗视 | 感受强光、色觉(红、蓝、绿) |

**3. 双极细胞层**

连接视细胞和节细胞的中间神经元。

**4. 节细胞层**

位于视网膜的最内层,为多极神经元。其树突与双极细胞形成突触,其长轴突聚合成视神经。

**5. 视网膜内的胶质细胞**

其中放射状神经胶质细胞又称 Müller 细胞,是视网膜特有的胶质细胞。

### 6. 黄斑和视神经乳头

眼球后极视轴部的视网膜上有一浅黄色区域,称黄斑,其中央为中央凹,该处视网膜最薄,只有色素上皮与视锥细胞。视神经穿出眼球的部位称为视神经乳头,位于黄斑的鼻侧,该处缺乏视细胞,又称盲点。

## 二、眼球内容物

### (一) 组成

包括房水、晶状体和玻璃体。

### (二) 作用

眼球的屈光介质。

## 三、内耳

### (一) 一般结构

内耳又称迷路,由外层的骨迷路和内层的膜迷路两套管道套叠而成。膜迷路某些部位的黏膜局部增厚隆起,上皮高度分化成为感受器,见表13.2。

表 13.2

| 骨迷路 | 三个半规管 | 前庭 | 耳蜗 |
|---|---|---|---|
| 膜迷路 | 膜半规管 | 椭圆囊<br>球囊 | 膜蜗管 |
| 感受器 | 壶腹嵴 | 位觉斑<br>(椭圆囊斑、球囊斑) | 螺旋器 |

### (二) 感受器

感受器的上皮由高度分化的毛细胞和支持细胞组成,其顶面被覆胶质膜。

**1. 壶腹嵴**

(1) 结构:由毛细胞和支持细胞构成,顶部有壶腹帽覆盖。

(2) 功能:位觉感受器,可感受头部旋转运动开始和终止时的刺激。

**2. 位觉斑**

(1) 结构:由毛细胞和支持细胞构成,顶部有位砂膜覆盖。

(2) 功能:位觉感受器,可感受头部静止时的位觉以及直线运动开始、终止、直线加速或减速时的位觉。

**3. 螺旋器**

(1) 结构:由毛细胞和支持细胞构成,支持细胞有柱细胞和指细胞两种,顶部有盖膜覆盖。

(2) 功能:听觉感受器。

## 思 考 题

1. 简述角膜的结构以及各层的特点。
2. 比较视网膜两种感光细胞的结构与功能。
3. 试述内耳感受器的种类、结构和功能。

(武婷婷)

# 第十四章 消 化 管

## 【内容概要】

消化管依次分为口腔、咽、食管、胃、小肠和大肠,为一连续性管道,除口腔、咽以外,管壁均分为四层:黏膜、黏膜下层、肌层和外膜,具有许多共同的结构特点。

黏膜为各段结构差异最大,功能最重要的部分,由上皮、固有层、黏膜肌层组成。

复层扁平上皮,分布于消化管的两端,起保护作用;单层柱状上皮分布于胃、小肠、大肠和阑尾,具有消化、吸收、分泌功能。

胃、小肠、大肠固有层分别含有胃腺、小肠腺和大肠腺。胃底腺由壁细胞、主细胞等五种细胞组成,分泌胃酸及胃蛋白酶原等。

小肠管腔面有环行皱襞、肠绒毛和微绒毛(纹状缘)三种向腔内凸出的结构,极大地扩大了小肠消化吸收面积。

食管和十二指肠黏膜下层分别有黏液性的食管腺和十二指肠腺。

肌层大部分为内环行、外纵行两层平滑肌。外膜绝大部分为浆膜。

## 【内容提纲】

消化管依次分为口腔、咽、食管、胃、小肠和大肠。消化管与消化腺组成消化系统。

## 一、口腔

### (一) 口腔黏膜

上皮:未角化的复层扁平上皮(唇、硬腭、舌背有轻度角化)。
固有层:细密结缔组织,内有小腺体。

### (二) 舌

舌为肌性器官。人舌乳头可分为丝状乳头,菌状乳头,轮廓乳头三种。三种舌乳头的比较见表14.1。

表14.1 三种舌乳头的比较

| 类型 | 数量 | 分布 | 形态特点 |
| --- | --- | --- | --- |
| 丝状乳头 | 最多 | 遍布于舌背 | 圆锥形,浅层上皮角化脱落 |
| 菌状乳头 | 较少 | 散布于舌尖,舌缘 | 蘑菇状,上皮不角化,内有味蕾 |
| 轮廓乳头 | 十余个 | 舌界沟前方 | 形体较大,周围黏膜深陷成环沟,味蕾多 |

味蕾:卵圆形小体,顶端有1个～4个味孔,底部与神经纤维相连。
由味细胞、支持细胞、基细胞构成。其功能:感知味觉(甜、苦、酸、咸)。

### (三) 牙

结构特点:牙主要由牙本质、釉质和牙骨质三种钙化的硬组织成分组成。牙的中轴有一牙髓腔,富含血管和神经。

## 二、消化管一般结构特点

除口腔、咽以外,管壁分四层:黏膜、黏膜下层、肌层和外膜。

## （一）黏膜

结构差异最大，功能最重要的部分。

**1. 上皮**

（1）复层扁平上皮：分布于消化管的两端（口腔、咽、食管和肛门）起保护作用。

（2）单层柱状上皮：分布于胃、小肠、大肠和阑尾，具有消化、吸收和分泌功能。

**2. 固有层**

由细密结缔组织构成，细胞成分多，富含淋巴组织；毛细血管和毛细淋巴管丰富；

含单管状小消化腺，直接开口于管腔。

**3. 黏膜肌层**

（1）结构：薄层平滑肌，一般分为内环行、外纵行两层。

（2）功能：促进固有层内腺体分泌物排出和血液运行，利于物质吸收和转运。

## （二）黏膜下层

由结缔组织构成。含黏膜下神经丛、食管腺和十二指肠腺。

## （三）肌层

大部分为平滑肌，食管和肛门处含骨骼肌。一般分为内环行、外纵行两层。含肌间神经丛。

## （四）外膜

（1）浆膜：由薄层结缔组织与间皮共同构成，分布于胃、大部分小肠与大肠。

（2）纤维膜：主要分布于食管和直肠末端。

## 三、食管

特点:黏膜上皮为未角化的复层扁平上皮,黏膜肌为一层纵行平滑肌;黏膜下层有黏液性食管腺;肌层有平滑肌和骨骼肌;外膜为纤维膜。

## 四、胃

(一)黏膜

**1. 上皮——单层柱状上皮**

表面黏液细胞:顶部胞质充满黏原颗粒,HE染色呈透明状。

功能:分泌黏液,形成黏液——碳酸氢盐屏障。

胃小凹:黏膜表面的小孔,底部有胃腺开口。

**2. 固有层**

含有胃腺(胃底腺、贲门腺、幽门腺)。

胃底腺形态:分支管状腺,分为颈、体、底三部。

胃底腺细胞组成:

壁细胞(泌酸细胞)LM:圆锥形,核圆居中,可有双核。胞质强嗜酸性。EM:细胞内分泌小管,微管泡系统,Mit。功能:合成和分泌盐酸和内因子及组胺。

主细胞(胃酶细胞)LM:柱状,核圆近基部,胞质基部呈嗜碱性。EM:RER,Gol,酶原颗粒。功能:分泌胃蛋白酶原。

颈黏液细胞:分布于颈部,分泌黏液。

还有内分泌细胞及未分化细胞。

贲门腺、幽门腺 均为黏液性腺。

**3. 黏膜肌层**

由内环行和外纵行两薄层平滑肌组成。功能:有助于分泌物排出。

## （二）黏膜下层

为疏松结缔组织，内含较大的血管、淋巴管和神经。

## （三）肌层

内斜、中环、外纵平滑肌。

## （四）浆膜

由结缔组织和间质组成。

# 五、小肠

## （一）黏膜

环行皱襞：黏膜层＋黏膜下层。
肠绒毛：上皮＋固有层，为小肠特有结构。
微绒毛：胞膜＋胞质，光镜下称纹状缘。
意义：扩大内表面积，利于消化吸收。

**1. 上皮——单层柱状上皮**
吸收细胞：LM：高柱状，核位于基部。纹状缘。EM：微绒毛，细胞衣，紧密连接等。
功能：消化吸收，参与 SIgA 的释放，分泌肠致活酶。
杯状细胞：分泌黏液。
内分泌细胞：分泌多种激素。

**2. 小肠腺**
有上述三种细胞及以下两种细胞：
潘氏细胞：LM：锥体形，顶部胞质含粗大嗜酸性分泌颗粒，三五成群分布小肠腺底部，为小肠特征性细胞。
功能：分泌防御素、溶菌酶。
未分化细胞：增殖分化为其他细胞。

### 3. 淋巴组织

由十二指肠至回肠,淋巴组织渐增多,回肠出现集合淋巴小结。

### 4. 绒毛中轴

为固有层形成,内含有中央乳糜管、毛细血管、少量平滑肌等。

## (二) 黏膜下层

十二指肠腺——分泌碱性黏液、EGF。

## (三) 肌层

内环外纵平滑肌。

## (四) 外膜

除十二指肠后壁外均为浆膜。

# 六、大肠

特点:无环行皱襞、无绒毛、肠腺发达无潘氏细胞、杯状细胞丰富。

# 七、阑尾

特点:腔小壁薄,黏膜结构特点类似结肠,淋巴组织丰富。

## 思 考 题

1. 试述消化管一般结构特点。
2. 胃底腺组成细胞的结构和功能。
3. 小肠黏膜与营养物质消化吸收有关的结构特点有哪些?
4. 比较食管、胃、小肠和大肠上皮的结构特点与功能联系。

(吕正梅 李 红)

# 第十五章 消 化 腺

## 内 容 概 要

大消化腺包括三对大唾液腺,胰腺和肝脏。它们都是实质性器官,外包结缔组织被膜,结缔组织伸入实质,把实质分为大小不等的小叶。

大唾液腺包括腮腺、下颌下腺和舌下腺。它们都是外分泌腺,实质由腺泡和导管两部分构成。腺泡因组成细胞的特点分为浆液性、黏液性和混合型三种,导管因位置和管壁上皮的不同分闰管、纹状管、小叶间导管和主导管。三种唾液腺在腺泡的种类、导管的组成、分泌物的性质上有所区别。

胰腺是一个内、外分泌功能兼备的器官,这两种功能分别由构成实质的两种不同结构来完成,即内、外分泌部。外分泌部本质为外分泌腺,由纯浆液性腺泡和导管构成,导管起始部的上皮可深入腺泡腔内称泡心细胞。导管中闰管较长,外分泌部能分泌多种消化酶。内分泌部是散在于外分泌部内的内分泌细胞团,主要由A、B、D、PP四种细胞构成。

肝脏的多种功能都是由其主要实质肝细胞完成。

肝小叶是构成肝实质的主要结构和功能单位,小叶间有门管区。肝小叶为多角棱柱状,小叶由中央静脉,肝板、肝血窦、窦周隙和胆小管等结构以特定的排列方式共同组成。

## 内 容 提 纲

### 一、唾液腺

为实质性器官,外包被膜,被膜深入实质内部把实质分为若干叶与小叶。实质:腺泡及导管。间质:被膜和叶间与小叶间结缔组织。

（一）腺泡

**1. 形状及组成**

管泡状,由单层立方或锥体形腺细胞组成,腺细胞与基膜之间有肌上皮细胞。

**2. 两种腺细胞的特点**

（1）浆液性细胞:胞质着色较深,基部胞质嗜碱性较强,核圆形,位近基部。顶部胞质内有较多嗜酸性分泌颗粒。

（2）黏液性腺细胞:胞质内充满黏原颗粒,此为糖蛋白,易被水溶解,在 HE 染色切片中,胞质着色较浅。细胞核多为扁圆形,位于细胞底部。

**3. 腺泡类型**

浆液性腺细胞,黏液性腺泡,混合性腺泡(半月)。

（二）导管（分段及各段特点）

**1. 闰管**

管径细,管壁为单层立方或扁平上皮。

**2. 纹状管(分泌管)**

管径粗,管壁为单层高柱状上皮,核圆位于细胞顶部,胞质嗜酸性,细胞基部可见基底纵纹。

**3. 小叶间导管**

管壁多为单层立方上皮。

**4. 总导管**

多为假复层柱状上皮。近口腔处变为复层扁平上皮。

**(三) 三种唾液腺的区别**

从腺泡、导管和分泌物成分三个方面对腮腺、下颌下腺、舌下腺三种唾液进行比较。

**(四) 功能**

润滑、消化、杀菌、免疫。

## 三、胰腺

**(一) 基本结构**

实质性器官:被膜,实质,间质,分叶。

**(二) 外分泌部**

浆液性分枝泡状腺。注意与腮腺区别。

**1. 腺泡**
(1) 腺泡特点:纯浆液性腺泡,基底面有基膜,无肌上皮细胞,腔内有泡心细胞。
(2) 腺泡细胞:锥体形,细胞核圆形,位于基底部,基部胞质嗜碱性,顶部胞质充满酶原颗粒。
(3) 泡心细胞:延伸到腺泡腔内得闰管上皮细胞,小,轮廓不清,核圆形或卵圆形。

**2. 导管**
(各段上皮的类型) 闰管→小叶内导管→小叶间导管 →主导管。

**3. 功能**
分泌胰液。

### (三) 内分泌部 (胰岛)

**1. 定义**

分散于胰腺外分泌腺泡间内分泌细胞团。

**2. 光镜**

由内分泌细胞组成的大小不等的细胞团,染色浅,细胞间结缔组织中含丰富的有孔毛细血管。HE染色标本中细胞种类不易区分。主要由以下四种细胞构成。

(1) A细胞(数量、大小、位置、电镜特点、激素功能):① 数量:约占胰岛细胞总数的20%。② 大小:细胞体积较大。③ 位置:多分布在胰岛的外周部。④ 电镜特点:胞质内的分泌颗粒较大,颗粒内有致密核心,膜和致密核心之间有密度较低的晕。⑤ 功能:A细胞分泌高血糖素,使血糖升高。

(2) B细胞(数量、大小、位置、电镜特点、激素功能):① 数量:较多,约占胰岛细胞总数的70%。② 大小:细胞较小。③ 位置:多位于胰岛的中央部。④ 电镜特点:胞质内的颗粒大小不等,其颗粒内常见杆状或不规则形的结晶小体,小体与膜之间有较宽的清明间隙。⑤ 功能:分泌胰岛素,促进葡萄糖的利用,促进葡萄糖合成糖原或转化为脂肪,使血糖降低。

(3) D细胞(数量、位置、电镜特点、激素功能):① 数量:较少,约占胰岛细胞总数的5%。② 位置:位于A或B细胞之间。③ 电镜特点:胞质内也有分泌颗粒,颗粒呈均质状。④ 功能:分泌生长抑素,可抑制邻近的A、B、PP等细胞的分泌功能。

(4) PP细胞(数量、位置、激素功能):① 数量:很少,胞质内有分泌颗粒。② 位置:胰岛或外分泌腺泡和导管上皮细胞间。③ 功能:胰多肽可抑制胰液分泌、胃肠运动及胆囊收缩。

# 第十五章 消化腺

## 三、肝（实质性器官，被膜＋肝小叶＋门管区）

### （一）肝小叶

是肝的基本结构单位，呈多角棱柱体，人肝的小叶分界不清。

**1. 组成**

中央静脉，肝板或肝索，肝血窦，窦周隙，胆小管。

**2. 结构（特点及位置关系）**

（1）中央静脉：位于肝小叶的中央，沿其长轴走行。

（2）肝细胞：光镜：细胞多边形，胞体大；胞质丰富嗜酸，有嗜碱颗粒，胞核大而圆，居中，染色浅，可见双核。电镜：各种细胞器发达（熟悉各种细胞器的作用）。肝细胞的三个功能面：细胞连接面（侧面，有紧密连接、桥粒和缝隙连接等）；胆小管面（游离面，微绒毛发达）；血窦面（基底面，微绒毛发达）。

（3）肝血窦位置、血液来源和血流方向：位于肝板之间，腔大而不规则，血液从肝小叶的周边经血窦流向中央，汇入中央静脉。窦壁结构和意义：内皮细胞，扁、薄，有孔，孔上无隔膜，间隙大，无基膜，内皮外有网状纤维。胞质内细胞器较少，但吞饮小泡较多。肝血窦壁的通透性较大，除血细胞外，血浆中各种成分包括蛋白质和乳糜微粒等大分子物质均可通过，有利于肝细胞从血液中摄取物质和将分泌物排入血窦。窦腔中两种细胞：肝内巨噬细胞，又称库普佛细胞，大颗粒淋巴细胞。

肝内巨噬细胞位置、结构和功能：窦腔内或附于内皮细胞表面。形态不规则，有许多板状或丝状的伪足。细胞表面富于皱褶和微绒毛，还有较厚的糖衣。细胞常以其伪足附于内皮细胞表面或插入此细胞之间。细胞内溶酶体甚多，并常见吞噬体和残余体。

大颗粒淋巴细胞位置、结构和功能：附着在内皮细胞或肝巨噬细胞表面，光镜下不易区别，它对肿瘤细胞和病毒感染的肝细胞有直接杀伤作用。

(4) 窦周隙和贮脂细胞：① 窦周隙，位置：血窦内皮细胞与肝细胞之间，宽约 0.4μm，光镜下极难辨认。内含物：来自血窦的血浆成分，散在的贮脂细胞和网状纤维。② 贮脂细胞，位置：常附于内皮细胞外面及肝细胞之间。结构和功能：细胞形态不规则，有突起，其胞质内有许多大小不等的脂滴，还有粗面内质网和高尔基复合体等结构。贮存维生素 A。在肝纤维性病变时，贮脂细胞增多，并生成大量网状纤维。

(5) 胆小管：① 结构：相邻两细胞之间细胞膜局部凹陷形成的微细管道，腔面有肝细胞形成的微绒毛突入腔内，胆小管周围的肝细胞膜形成紧密连接、桥粒等连接复合体封闭胆小管。② 黄疸与胆小管的关系。

(二) 肝门管区

(1) 位置：相邻肝小叶角缘处。

(2) 组成结构：结缔组织＋伴行管道（小叶间动脉，小叶间静脉，小叶间胆管）。

(3) 三种管道的区别。

(三) 肝内血液循环与胆汁排出途径

参见教材。

## 思 考 题

1. 胰腺外分泌部腺泡的结构与功能？
2. 胰岛的组成、结构及功能？
3. 肝小叶的组成，肝细胞的结构与功能关系？
4. 从组织学的角度说明黄疸形成的条件？

(刘立伟)

# 第十六章 呼吸系统

## 内容概要

呼吸系统包括鼻、咽、喉、气管、支气管和肺等器官,从气管至肺内肺泡是连续而反复分支的管道。呼吸道分导气部和呼吸部两部分。导气部是从鼻腔到肺内的终末细支气管,管壁多以骨或软骨为支架,腔面多为假复层纤毛柱状上皮,杯状细胞与腺体分泌的黏液覆盖在上皮表面,借纤毛的定向摆动清除异物和净化吸入空气。呼吸部从呼吸性细支气管至肺泡,管壁上均有肺泡开口,行使气体交换功能。此外,鼻腔黏膜是嗅觉感受器,鼻和喉与发音有关,肺还有内分泌和参与多种物质的合成与代谢等非呼吸功能。

## 内容提纲

呼吸系统组成:鼻、咽、喉、气管、支气管和肺。
功能:气体交换;分泌多种生物活性物质。

## 一、鼻腔

(一)鼻黏膜

位置:鼻腔的内表面。
结构:上皮和固有层构成。
分类:前庭部、呼吸部和嗅部。

**1. 前庭部**

(1) 位置:邻近外鼻孔部分。

(2) 结构:上皮(有毛区:角化复层扁平上皮;无毛区:未角化复层扁平上皮)。

(3) 固有层:细密结缔组织、腺体、弥散淋巴组织。

**2. 呼吸部**

(1) 位置:鼻黏膜的大部分。

(2) 结构:上皮:假复层纤毛柱状(杯状细胞多)。

(3) 固有层:疏松结缔组织、鼻腺。

(4) 功能:腺分泌物与杯状细胞分泌物共同形成的黏液及丰富的血供对吸入的空气有湿润和温暖作用。

**3. 嗅部**

(1) 位置:鼻中隔上部两侧和上鼻甲处。

(2) 上皮:假复层柱状上皮(嗅细胞、支持细胞和基细胞)。① 嗅细胞:位置:位于支持细胞之间。结构:双极神经元,梭形,核位于中部,色较浅。② 支持细胞:位置:位于嗅细胞之间。结构:LM:高柱状,顶部宽大,基部较细,核椭圆形。功能:支持、保护和隔离嗅细胞。③ 基细胞:结构:呈圆形或锥体形,位于上皮基底部。功能:干细胞,能分化为支持细胞和嗅细胞。

(3) 固有层:薄层结缔组织,较多血管、淋巴管和神经,浆液性嗅腺。

## 二、喉

(略)

## 三、气管和支气管

管壁的一般结构:从内向外三层。

## （一）黏膜

**1. 上皮**

结构：LM：假复层纤毛柱状上皮；基膜明显。EM：① 纤毛细胞：柱状，有纤毛。② 杯状细胞：分泌黏液，分布黏膜表面。③ 刷细胞：柱状，无纤毛，但微绒毛多，过渡阶段细胞，可转化为纤毛细胞。④ 基细胞：矮小，锥体形，不达游离面，细胞器少。可增殖分化为纤毛细胞和杯状细胞。⑤ 神经内分泌细胞：又称小颗粒细胞，锥形，散于上皮深部，单个或成团分布，颗粒内含有 5-羟色胺等物质，调节呼吸道平滑肌收缩及腺体分泌。

**2. 固有层**

细密结缔组织，浆细胞多。

## （二）黏膜下层

结构：疏松结缔组织；混合性气管腺。

## （三）外膜层

结构：透明软骨和结缔组织。

# 四、肺

一般结构：
被膜：浆膜。
实质：支气管树和肺泡。分导气部和呼吸部两部分。
**导气部**
功能：气体传导功能。共同特点：无肺泡开口。构成：从叶支气管至终末细支气管。
**呼吸部**
功能：完成气体交换功能。共同特点：都有肺泡开口。构成：呼吸性细支气管、肺泡管、肺泡囊、肺泡。
间质：位于支气管树之间的结缔组织、血管、淋巴管和神经等。

## (一)导气部

导气部变化规律:① 管径:大→小。② 管壁:厚→薄。③ 上皮:假复层→单柱。④ 杯细胞:多→少→无。⑤ 腺体:多→少→无。⑥ 软骨片:多→少→无。⑦ 固有层内平滑肌:少→多→完整环形。

**1. 叶支气管至小支气管**

结构特点:上皮:假复层纤毛柱状上皮,高→低。杯状细胞、气管腺、软骨片:多→少。平滑肌:少→多。

**2. 细支气管**

结构特点:黏膜上皮:假复层纤毛柱状→单层纤毛柱状上皮。杯状细胞、气管腺、软骨片:少→无。平滑肌:少→多。黏膜皱襞:随管径变细而逐渐明显。

**3. 终末细支气管**

结构特点:

(1) LM:单柱+环形平滑肌(无杯状细胞、无气管腺、无软骨片,形成完整的环行平滑肌)。

(2) EM:由两种细胞组成。① 纤毛细胞,数量少。② 分泌细胞,又称Clara细胞,数量多。结构:高柱状,无纤毛,呈圆顶状突向管腔,滑面内质网发达,分泌颗粒。功能:分泌物蛋白水解酶,降低分泌物粘稠度;生物转化和解毒;参与上皮的修复,可分化为纤毛细胞。

## (二)呼吸部

**1. 呼吸性细支气管**

(1) 特点:管壁上有少量肺泡开口。

(2) 结构:① 上皮:单层立方(与肺泡移行处——单层扁平)。② 平滑肌:少量、散在。

**2. 肺泡管**

(1) 特点:管壁上有大量肺泡开口,相邻肺泡开口之间有结节状膨大。

(2) 结构:上皮:单层立方。结节状膨大:单层立方+少许平滑肌。

**3. 肺泡囊**

(1) 构成:许多肺泡共同开口而围成的囊腔。

(2) 结构:在肺泡开口处无平滑肌,仅有少量结缔组织,无结节状膨大。

**4. 肺泡**

为半球状薄壁囊泡,开口于肺泡囊、肺泡管或呼吸性细支气管,是肺进行气体交换的部位,构成肺的主要结构。构成:肺泡上皮(Ⅰ型肺泡细胞、Ⅱ型肺泡细胞)和基膜。

(1) Ⅰ型肺泡上皮细胞:① 结构特点:量少,扁平,覆盖肺泡表面大部分,含核部分厚。② LM:不清。③ EM:细胞器少,含较多吞饮小泡。

(2) Ⅱ型肺泡上皮细胞:① 结构特点:LM——量多,但覆盖面少,细胞立方或圆形,胞质色浅,泡沫状。EM——少量微绒毛,分泌颗粒(嗜锇性板层小体)。② 功能:分泌表面活性物质,降低肺泡表面张力。

(3) 肺泡隔:① 定义:相邻肺泡之间的薄层结缔组织。② 结构:丰富的连续毛细血管网和弹性纤维,还有成纤维细胞、巨噬细胞、浆细胞和肥大细胞,此外还有毛细淋巴管和神经纤维。

(4) 气血屏障:① 定义:肺泡腔内的 $O_2$ 与肺泡隔毛细血管内血液携带的 $CO_2$ 之间进行气体交换所通过的结构。② 构成:肺泡表面液体层、Ⅰ型肺泡细胞与基膜、薄层结缔组织、毛细血管基膜与内皮构成。

(5) 肺泡孔:① 定义:相邻肺泡之间相通的小孔。② 功能:生理:相邻肺泡间的气体通道;病理:炎症也可通过肺泡孔蔓延扩散。

### (三) 肺间质和肺巨噬细胞

**1. 肺间质**

(1) 定义：肺内结缔组织及其中的血管、淋巴管和神经构成肺的间质，肺间质内有较多的弹性纤维和巨噬细胞。

(2) 分布：支气管树的周围，随支气管树分支增加而间质逐渐减少。

**2. 肺巨噬细胞**

(1) 来源：血液中的单核细胞。

(2) 结构：体积较大，外形不规则。

(3) 分布：广泛分布于间质内，细支气管以下的管道周围及肺泡隔内更多。

(4) 肺泡巨噬细胞：① 定义：进入肺泡腔内的肺巨噬细胞。② 尘细胞，定义：肺泡巨噬细胞吞噬进入肺内的尘埃颗粒后，称为尘细胞。③ 心衰细胞，定义：在心力衰竭导致肺瘀血时，大量红细胞穿过毛细血管壁进入肺间质内，可被肺巨噬细胞吞噬，此时肺巨噬细胞胞质中含大量血红蛋白分解产物——含铁血黄素颗粒，称为心衰细胞。

## 思 考 题

1. 气管壁的一般结构。
2. 肺内导气部组成及结构变化规律。
3. 肺内呼吸部的组成、结构及功能。
4. 组成肺泡上皮细胞的结构与功能。
5. 肺小叶、终末细支气管、气血屏障和尘细胞的概念。

(刘　霞)

# 第十七章 泌尿系统

## 【内容概要】

泌尿系统包括肾、输尿管、膀胱和尿道。肾产生尿液,其他为排尿器官。肾是人体最主要的排泄器官,通过形成尿液排除体内各种水溶性的代谢产物,参与调节机体的水和电解质平衡,还能分泌多种生物活性物质,如肾素、前列腺素和促红细胞生成素等,对机体多种生理活动起重要调节作用。

## 【内容提纲】

### 一、肾

(一)肾一般结构

肾表面覆有一层致密结缔组织被膜,肾实质包括皮质和髓质。皮质位于肾的外周,由髓放线和皮质迷路组成。髓质于肾的深部,由10~18个肾锥体构成。肾锥体间有皮质伸入称肾柱,从肾锥体底部呈辐射状伸向皮质的条纹状结构称髓放线,位于髓放线之间的肾皮质称皮质迷路。一个肾锥体及其周围的皮质构成肾叶,一个髓放线及其周围的皮质迷路构成肾小叶。

## (二) 肾实质组成

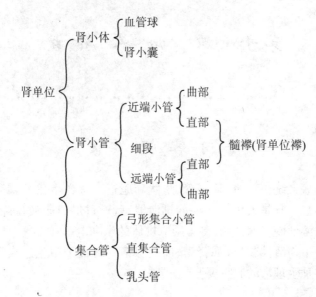

## (三) 肾单位

是肾形成尿液的结构和功能单位。包括肾小体和肾小管。根据肾小体在皮质中的位置,可将肾单位分为浅表肾单位和髓旁肾单位两种(表17.1)。

表17.1 两种肾单位特点比较

| 类型 | 肾小体位置 | 肾小体体积 | 数量 | 髓襻和细段 | 功能 |
|------|-----------|-----------|------|-----------|------|
| 浅表肾单位 | 皮质浅部 | 较小 | 较多 | 较短 | 尿液形成 |
| 髓旁肾单位 | 皮质深部 | 较大 | 较少 | 较长 | 尿液浓缩 |

**1. 肾小体(肾小球)**

分血管极和尿极。

(1) 血管球:概念:为肾小囊中一团蟠曲的毛细血管。血管特点:① 毛细血管为有孔型:孔径 50nm~100nm,多无隔膜,通透性较大。② 有基膜:EM:外疏层、致密层、内疏层。化学成分:Ⅳ型胶原蛋白、蛋白多糖等——构成分子筛。意义:选择性通透作用。③ 毛细血管内血压较高。意义:有利于滤过。血管系膜和系膜细胞:分布:血管球毛细血管之间;组成:系膜细胞和系膜基质;系膜细胞功能:合成基膜和基质,吞噬免疫复合物等。

(2) 肾小囊:① 概念:是肾小管起始端膨大凹陷而成的双层囊杯状结构。② 结构特征:外层(壁层)单层扁平上皮,肾小囊腔;内层(脏层)足细胞,初级突起,次级突起,裂孔,裂孔膜。

(3) 滤过屏障(滤过膜):① 概念:原尿形成所通过的结构。② 组成:有孔毛细血管内皮,基膜,足细胞裂孔膜。

**2. 肾小管**

(1) 近端小管:分近曲小管和近直小管。近曲小管结构特征:LM:腔小不规则,管壁细胞较大为锥体形,核圆靠基部,胞质嗜酸性,腔面有刷状缘,基部有纵纹,细胞界限不清。EM:微绒毛,质膜内褶,侧突。功能:是原尿重吸收的主要场所,重吸收原尿中大量有用物质;分泌、排出某些废物。

(2) 细段结构特征:管径细,管壁薄,单扁上皮。有利于水和离子的通透。

(3) 远端小管:分远曲小管和远直小管。远曲小管结构特征:① LM:管腔大而规则,细胞较小为立方形,核圆居中,胞质弱嗜酸性,无刷状缘,有纵纹,细胞界限较清楚。② EM:微绒毛少而短,质膜内褶发达,侧突不发达。功能:是离子交换的主要部位,重吸收水、钠、排出钾、氢、氨等(表17.2)。

表17.2 近曲小管和远曲小管结构特点比较

| 特点 | 近曲小管 | 远曲小管 |
| --- | --- | --- |
| 管腔 | 管腔小不规则 | 管腔大而规则 |
| 细胞形态 | 锥体形 | 立方形 |
| 细胞核 | 核圆靠基部 | 核圆居中 |

(续)表 17.2

| 特点 | 近曲小管 | 远曲小管 |
|---|---|---|
| 胞质着色 | 胞质嗜酸性 | 胞质弱嗜酸性 |
| 细胞界限 | 不清楚 | 较清楚 |
| 刷状缘 | 有 | 无 |
| 纵纹 | 有 | 有 |
| 侧突 | 发达 | 不发达 |
| 微绒毛 | 发达 | 少而短 |
| 质膜内褶 | 发达 | 发达 |

(三)集合管

(1)上皮结构特征:单层立方形→单层柱状→高柱状;细胞分界清楚,核圆居中,胞质淡而清亮。

(2)功能:重吸收水,交换离子,浓缩尿液。

(四)球旁复合体(肾小球旁器)

**1. 球旁细胞**

(1)概念:指入球微 A 靠血管极处,其管壁上平滑肌转变为上皮样细胞。

(2)形态:立方形,含分泌颗粒。

(3)功能:分泌肾素使 BP 升高。

**2. 致密斑**

(1)概念:指远端小管靠近血管极侧的上皮细胞变高变窄形成一个椭圆形斑。形态:细胞高柱状,排列紧密;核椭圆位于细胞顶部胞质。

(2)功能:为离子感受器,感受滤液中钠浓度改变。

**3. 球外系膜细胞**

(1)概念:指位于血管极三角区内的一群细胞。

(2) 功能:传递信息作用。

(五) 肾的血液循环

**特点**:血流量大;血管球毛细血管血压较高,有利于过滤;两次形成毛细血管网(血管球和球后毛细血管网);髓质内直小血管与髓袢伴行;皮质血流量大,流速快。

## 思 考 题

1. 简述肾单位组成及其分布特点。
2. 试述肾小体的结构特点和功能。
3. 列表比较近曲小管和远曲小管光镜、电镜结构和功能。
4. 简述球旁复合体的组成及功能。

(贾雪梅)

# 第十八章 男性生殖系统

## 内容概要

男性生殖系统由睾丸、生殖管道、附属腺及外生殖器组成。睾丸生精小管是产生精子的场所,由生精上皮构成,后者由支持细胞和生精细胞组成。生精细胞包括精原细胞、初级精母细胞、次级精母细胞、精子细胞和精子。从精原细胞到形成精子的过程称精子发生,经历精原细胞的增殖、精母细胞的减数分裂和精子形成三个阶段。睾丸间质细胞分泌雄性激素。生殖管道包括附睾、输精管和射精管,起促进精子成熟,营养、贮存和运输精子的作用。附属腺包括前列腺、精囊和尿道球腺。附属腺与生殖管道的分泌物构成精浆,精浆与精子组成精液。

## 内容提纲

### 一、睾丸

睾丸为实质性器官。

被膜:由浆膜(鞘膜脏层)和白膜(致密结缔组织)组成。白膜在睾丸后缘增厚形成睾丸纵隔。

实质:生精小管:由生精上皮构成。生精上皮由支持细胞和生精细胞组成;直精小管:睾丸网。

睾丸间质:生精小管之间的疏松结缔组织。

## (一) 生精小管

由生精上皮构成。生精上皮由支持细胞和生精细胞组成。

**1. 生精细胞**

生精细胞自生精小管基底面至腔面依次为精原细胞、初级精母细胞、次级精母细胞、精子细胞和精子。从精原细胞到形成精子的过程称精子发生,其间经历精原细胞的增殖、精母细胞的减数分裂和精子形成三个阶段。

(1) 精原细胞:紧贴基膜,分 A、B 两型。A 型精原细胞是生精细胞中的干细胞,部分可分化为 B 型精原细胞,后者经过数次分裂后分化为初级精母细胞。

(2) 初级精母细胞:位于精原细胞近腔侧,体积较大,核大而圆,核型为 46,XY。初级精母细胞经过 DNA 复制后进行第一次减数分裂,形成两个次级精母细胞。

(3) 次级精母细胞:靠近腔面,核圆形,染色较深,核型为 23,X 或 23,Y。次级精母细胞不进行 DNA 复制迅速进入第二次减数分裂产生两个精子细胞,核型为 23,X 或 23,Y。经过两次减数分裂,染色体数目减半。

(4) 精子细胞:更近管腔,细胞圆形,核大而圆,染色质细密。精子细胞经过复杂的形态学变化由圆形逐渐转变为蝌蚪状精子,其过程称精子形成。

(5) 精子:形似蝌蚪,长约 $60\mu m$,分头、尾部。头部内为一个高度浓缩的细胞核,核的前 2/3 有顶体覆盖,内含多种水解酶。尾部是精子的运动装置,分为颈段、中段、主段和末段四部分。

**2. 支持细胞**

光镜:细胞轮廓不清,核呈三角形或不规则形,染色浅,核仁明显。

电镜:细胞呈不规则锥体形,顶端与侧面镶嵌各级生精细胞。胞质内有丰富的滑面内质网、高尔基复合体、粗面内质网、线粒体、溶酶体及脂滴、糖原、微丝和微管。相邻支持细胞侧面近基部的胞膜形成紧密连接,将生精上皮分成基底室和近腔室两部分。基底室内有精原细胞;近腔室内有精母细胞、精子细胞和精子。生精小管与血液之间存在血—睾屏障。功能:

(1) 对生精细胞起支持和营养作用。

(2) 吞噬和消化精子形成过程中脱落的残余胞质。

(3) 分泌少量液体进入生精小管管腔,成为睾丸液,有助于精子的运送。微丝和微管的收缩可使不断成熟的生精细胞向腔面移动,并促使精子释放入生精小管内。

(4) 在卵泡刺激素和雄激素的作用下合成和分泌雄激素结合蛋白,与雄激素结合以保持生精小管内较高的雄激素水平,促进精子发生。

(5) 分泌抑制素和激活素,调节腺垂体合成与分泌 FSH。胚胎时期支持细胞分泌抗苗勒管激素,促进苗勒管退化。

(6) 支持细胞的紧密连接参与构成血—睾屏障,形成并维持有利于精子发生的微环境,并防止精子抗原物质逸出到生精小管外而引发自身免疫反应。

## (二) 睾丸间质

为生精小管之间富含血管和淋巴管的疏松结缔组织,内有睾丸间质细胞,又称 Leydig 细胞。结构:成群分布,呈圆形或多边形,核圆,居中,胞质嗜酸性,具有类固醇激素分泌细胞的超微结构特征。功能:分泌雄激素。

## (三) 直精小管和睾丸网

为生精小管近睾丸纵隔处短而细的直行管道,管壁为单层立方或矮柱状,无生精细胞。睾丸网为睾丸纵隔内分支形成的网状管道,由单层立方上皮组成,管腔大而不规则。

## (四) 睾丸功能的内分泌调节

下丘脑的神经内分泌细胞分泌促性腺激素释放激素(GnRH),

促进腺垂体远侧部的促性腺激素细胞分泌 FSH 和 LH。在男性，FSH 促进支持细胞合成 ABP；LH 可刺激睾丸间质细胞合成与分泌雄激素，又称间质细胞刺激素（ICSH）。支持细胞分泌的抑制素和睾丸间质细胞分泌的雄激素，又可以反馈抑制下丘脑 GnRH 以及腺垂体 FSH 和 LH 的分泌。

## 二、生殖管道

### （一）附睾

分头、体、尾三部分，头部主要由输出小管组成，体部和尾部由附睾管组成。

**1. 输出小管**

是 8～12 根由高柱状纤毛细胞及低柱状上皮细胞间隔排列构成的弯曲小管，管腔不规则。高柱状细胞游离面大量的纤毛可摆动以促使精子向附睾管运行。

**2. 附睾管**

为一条长 4m～6m 并极度蟠曲的管道，管壁为假复层纤毛柱状上皮，管腔规则，腔内充满精子和分泌物。

精子在附睾内经雄激素和附睾上皮细胞分泌的肉毒碱、甘油磷酸胆碱和唾液酸的作用，经历一系列成熟变化，才能获得运动能力，达到功能上的成熟。血—附睾屏障能保护成熟中的精子不受外界干扰，并将精子与免疫系统隔离。

### （二）输精管

壁厚腔小的肌性管道，管壁由黏膜、肌层和外膜三层组成。黏膜表面为假复层柱状上皮。肌层由内纵行、中环行和外纵行排列的厚层平滑肌纤维组成。

## 三、附属腺

附属腺和生殖管道的分泌物以及精子共同组成精液。

## (一)前列腺

环绕于尿道起始段。

**1. 被膜**

富含弹性纤维和平滑肌纤维的结缔组织。

**2. 实质**

为复管泡腺。腺实质分三个带:尿道周带(又称黏膜腺),最小,位于尿道黏膜内;内带(又称黏膜下腺),位于黏膜下层;外带(又称主腺),构成前列腺的大部。腺分泌部由单层立方、单层柱状及假复层柱状上皮构成,故腺腔很不规则。腔内可见分泌物浓缩形成的圆形嗜酸性板层状小体,称前列腺凝固体,如钙化成为前列腺结石。老年人前列腺常呈增生肥大,多发生在黏膜腺和黏膜下腺,压迫尿道,造成排尿困难。前列腺癌是老年人发病率较高的肿瘤。

## (二)精囊

是一对蟠曲的囊状器官。

**1. 黏膜**

假复层柱状上皮,向腔内突起形成高大的皱襞。

**2. 肌层**

薄层平滑肌。

**3. 外膜**

结缔组织。精囊分泌的果糖为精子运动提供能量。

## (三)尿道球腺

单层立方或单层柱状上皮形成的复管泡状腺。

# 四、阴茎

主要由两条阴茎海绵体、一条尿道海绵体、白膜和皮肤构成。海绵体主要由小梁和血窦构成,阴茎深动脉的分支螺旋动脉穿行于小梁中,与血窦通连。静脉多位于海绵体周边部白膜下方,白膜为质地坚韧的致密结缔组织。大量血液流入时血窦充血而胀大,白膜下的静脉受压,血液回流一时受阻,海绵体变硬,阴茎勃起。

## 思 考 题

1. 试述光镜下睾丸组织切片中可观察到的微细结构。
2. 试述人类精子的发生过程。
3. 简述睾丸支持细胞和睾丸间质细胞的结构与功能。
4. 简述附睾的结构与功能。
5. 简述前列腺的结构与功能。
6. 试述在胚胎发育过程中,如果原始生殖细胞没有按照正常的路线迁移到生殖腺内,那么将会出现什么样的结果。

(徐 晨)

# 第十九章 女性生殖系统

## 内容概要

卵巢可区分为三部分：皮质、髓质及卵巢门。

成人卵巢皮质含不同发育阶段的卵泡，即原始卵泡、生长卵泡（初级卵泡、次级卵泡）和成熟卵泡。

生长和成熟卵泡分泌雌激素。

成熟卵泡破裂排卵，排出的结构包括次级卵母细胞、透明带、放射冠和卵泡液。黄体于排卵后形成，分泌孕激素和雌激素。月经黄体维持两周，妊娠黄体维持六个月，以后均退化形成白体。

输卵管是受精的部位，可主动运输受精卵。输卵管管壁分黏膜、肌层和外膜。黏膜皱襞发达。

子宫壁分外膜、肌层和内膜。子宫底部和体部内膜分为浅表的功能层和深层的基底层。功能层月经期剥落，基底层是修复层，不剥落。

月经周期表现为每隔28天左右发生一次内膜剥脱出血和修复增生的过程。分增生期(5天～14天)、分泌期(15天～28天)和月经期(1天～4天)。

月经周期形成、卵泡发育、排卵、黄体形成和退化与下丘脑—垂体—卵巢轴密切相关。

# 第十九章 女性生殖系统

## 内容提纲

### 一、卵巢(皮质)

含有不同发育阶段的卵泡,包括原始卵泡、生长卵泡(初级卵泡、次级卵泡)和成熟卵泡(表19.1)。

表19.1 卵泡的发育

| 卵泡发育阶段 | 卵母细胞 | 卵泡细胞及周围结构 |
| --- | --- | --- |
| 原始卵泡 | 初级卵母细胞(46,4N)<br>处于第一次成熟分裂前期 | 细胞,扁平,1层 |
| 初级卵泡 | 初级卵母细胞(46,4N)<br>处于第一次成熟分裂前期 | 卵泡细胞≥1层<br>出现透明带、放射冠 |
| 次级卵泡 | 初级卵母细胞(46,4N)<br>处于第一次成熟分裂前期 | 出现透明带、放射冠<br>颗粒细胞多层,卵泡腔、卵丘、颗粒层和卵泡膜形成 |
| 成熟卵泡 | 次级卵母细胞(23,2N)<br>处于第二次成熟分裂中期 | 颗粒细胞 多层 |

### 二、排卵

成熟卵泡破裂并释放卵细胞—卵丘复合体进入腹腔的过程即排卵。排出的结构包括次级卵母细胞、透明带、放射冠和卵泡液。

排卵一般发生在下次月经周期之前的12天~16天(平均14天)。LH高峰出现后10小时~12小时出现排卵。排出的次级卵母细胞于排卵后24小时内若未受精,次级卵母细胞则退化消失。若受精,其继续完成第二次成熟分裂,形成单倍体(23,X)的卵细胞和一个第二极体。

## 三、黄体

### (一) 形成

排卵后,残留在卵巢内的卵泡颗粒层和卵泡膜向卵泡腔内塌陷,卵泡膜的结缔组织和毛细血管也伸入颗粒层,这些结构在 LH 的作用下,发育成一个体积较大、富含血管并具有内分泌功能的黄色细胞团,称黄体。

### (二) 退化

如卵未受精,黄体维持两周左右即退化,称月经黄体。如卵受精,则在胎盘分泌的 HCG 的作用下,黄体继续发育增大,维持六个月左右退化,称妊娠黄体。退化后的黄体逐渐被增生的结缔组织取代,称为白体。成熟的白体是一个致密的结缔组织。

## 四、输卵管

输卵管是受精的部位,可主动运输受精卵。输卵管管壁由内向外分三层,即黏膜、肌层和外膜。

## 五、子宫

### (一) 子宫底部和体部的结构

**1. 外膜**
大部分为浆膜,外被间皮。
**2. 肌层**
由平滑肌和肌纤维间结缔组织组成。
**3. 子宫内膜**
由单层柱状上皮和固有层组成。上皮细胞有分泌细胞和少量纤毛细胞。固有层含有子宫腺、基质细胞、网状纤维、血管等,子宫底部和体部的内膜分为浅表的功能层和深层的基底层。功能层是周期性脱落层。也为妊娠时胚泡植入层。基底层不随月经而周期脱落,有较强的增生和修复能力,以修复脱落的功能层。

(二) 月经周期

月经周期表现为每隔 28 天左右发生一次内膜剥脱出血和修复增生的过程。分增生期、分泌期和月经期。增生期(5 天~14 天)子宫内膜功能层再生,又称卵泡期,也是雌激素作用期。子宫黏膜增殖,腺体较直而渐多渐长,腺腔无分泌物,基质细胞增生。分泌期(15 天~28 天)子宫内膜腺分泌活跃,又称黄体期。在黄体分泌的孕激素的雌激素作用下子宫内膜继续增生变厚,腺体成为高度盘绕、增长弯曲、腺腔膨胀,腺腔内充满分泌物。固有层内组织液增多呈水肿状态。螺旋动脉继续增长弯曲。基质细胞增殖肥大。月经期(1 天~4 天)子宫内膜功能层的组织细胞萎缩坏死和脱落。

## 六、卵巢和子宫内膜周期性变化的神经内分泌调节

子宫内膜周期性变化是下丘脑—垂体—卵巢轴(H-P-O 轴)的反映。下丘脑分泌 GnRH 作用于腺垂体,腺垂体分泌 FSH 和 LH。FSH 刺激生长卵泡产生 E2。在 E2 作用下,子宫内膜进入增生期。E2 正反馈于下丘脑—垂体诱发 LH 峰。LH 的作用使成熟卵泡排卵和黄体形成,排卵后,粒黄体细胞分泌孕激素(P),在孕激素作用下,子宫内膜进入分泌期。伴随 P 和 E2 峰值形成,雌激素及孕激素负性反馈到下丘脑和垂体抑制 LH 和 FSH,黄体退化,雌孕激素下降,子宫内膜脱落。

## 七、子宫颈

宫颈阴道部被覆未角化的复层扁平上皮,宫颈内管腔面为单层柱状上皮,子宫颈腺是宫颈内口柱状上皮形成的腺样隐窝。宫颈内管单层柱状上皮与宫颈阴道部复层扁平上皮的交界移行区是

宫颈腺体囊肿和宫颈癌的好发部位。

## 思 考 题

1. 试述卵泡的发育、成熟、排卵、黄体的形成和退化。
2. 什么是子宫内膜的月经周期？试述周期性变化与卵巢激素的关系。
3. 试述丘脑下部—脑垂体、卵巢及子宫内膜周期性变化的内分泌调节机制。

（杜久伟）

# 第二十章 胚胎学绪论

## 【内容概要】

胚胎学是研究人体个体发生、发育及其机制与规律的科学,包括两性生殖细胞发生、受精、胚胎发育、先天畸形等内容。胚胎学包含描述胚胎学、比较胚胎学、实验胚胎学、化学胚胎学、分子胚胎学、畸形学等分支学科。常用研究方法有形态学方法(活体观察法、细胞和组织学观察法)和实验胚胎学方法(显微操作术、体外授精、胚胎培养、胚胎保存、胚胎移植、胚胎融合等)。学习胚胎学有利于深刻理解医学学科的其他内容和孕妇保健指导及正确诊断、防治先天疾病。

## 【内容提纲】

### 一、胚胎学的内容和意义

胚胎学是研究人体的个体发生、发育及其机制与规律的科学。研究内容包括两性生殖细胞发生、受精、胚胎发育、胚胎与母体的关系、先天畸形等。

人胚胎在母体子宫中发育经历38周(约266天),分为两个时期:

**1. 胚期**

从受精到第8周末,受精卵由单个细胞经过迅速而复杂的增殖、分裂、分化，各器官、系统与外形均初具人体雏形。

**2. 胎期**

从第9周至出生，胎儿逐渐长大，各器官、系统进一步发育完善。

围产期指妊娠第28周至产后7天，此期孕、产妇及胎儿、新生儿发生一系列的生理或病理变化，胎儿要经历从不成熟到成熟和出生后开始独立生活的复杂变化。此期的母体与胎儿及新生儿的保健医学，称围生医学。

人体发育学是研究人体出生前和出生后整个生命全过程的科学。包括精、卵结合后生命的开始孕育，胚期及胎期在子宫内的生前发育和从新生儿、婴儿、儿童、青春期到成年期直至衰老死亡的全部生后发育过程。

## 二、胚胎学发展简史和现代胚胎学

胚胎学包括以下几个主要分支学科：

（一）描述胚胎学

主要应用形态学方法（如光镜、电镜技术等）研究胚胎发育的形态演变过程及其规律，包括外形的演变，从原始器官到永久器官的演变，系统的形成，细胞的增殖、迁移和凋亡等。描述胚胎学是胚胎学的基础内容。

（二）比较胚胎学

以比较不同种系动物（包括人类）的胚胎发育为研究内容，为探讨生物演变和进化过程及其内在联系提供依据，有助于更加深刻地理解胚胎的发育。

（三）实验胚胎学

对胚胎或体外培养的胚胎组织给予化学或物理等因素作用，观察其对胚胎发育的影响，以研究胚胎发育的内在规律与机理。

实验胚胎学由对胚胎形态结构的描述,发展到对机体发育的原因进行探讨。

（四）化学胚胎学

为了探索诱导物的性质,一些学者应用化学与生物化学技术对各类胚胎所有发育阶段的组分和构成以及代谢过程进行分析,即化学胚胎学。

（五）分子胚胎学

用分子生物学的观点和方法研究胚胎发生过程中遗传基因表达的时空顺序与调控因素,研究其表达产物在胚胎发育中,特别是在胚胎各组织、细胞之间相互诱导中的作用,旨在阐明胚胎发育的分子机理。

发育生物学由分子胚胎学与实验胚胎学、细胞生物学、分子遗传学等学科互相交叉、渗透形成,主要研究胚胎发育的遗传物质基础、胚胎的细胞和组织的分子构成、生理生化及形态表型如何以遗传为基础进行演变、来源于亲代的基因库如何在发育过程中按一定时空顺序予以表达、基因型和表现型之间的因果关系等。发育生物学已成为现代生命科学的重要基础学科。

（六）畸形学

旨在研究各种先天畸形发生的原因、过程、机理和预防措施。

本书以描述胚胎学为主要内容,适当介绍重要的先天畸形以及其他分支学科的研究成果。

## 三、胚胎学的研究方法

常用的胚胎学研究方法主要有两类:

## （一）形态学方法

**1. 活体观察法**

用显微摄影术等直接将胚胎发育的全过程记录下来，进行研究。可分为体内与体外全胚胎培养活体观察。

**2. 细胞和组织学观察法**

细胞和组织学的全部技术方法均可用于胚胎学的研究，例如光学显微镜技术、电子显微镜技术、分子生物学技术等。

## （二）实验胚胎学方法

显微操作术是早期胚胎实验研究的重要技术之一，如可进行细胞核移植、取核、细胞内注射等。此外，常用的方法还有体外授精、胚胎培养、胚胎保存、胚胎移植、胚胎融合等。

## 四、学习人体胚胎学的意义和方法

学习胚胎学有助于更深刻地理解医学学科中的某些内容，才能对孕妇进行正确的妊娠跟踪和保健指导；才能正确诊断和防治多种先天疾病；人体胚胎学还是计划生育学与优生学赖以发展的重要基础。

学习中应该注意的问题：

（1）仔细观察胚胎标本、模型、切片、图谱等，建立空间概念与形象思维。

（2）既要了解某一时期胚胎的立体形态（三维结构），也要掌握在不同时期这些结构的来源与演变过程，即胚胎的时间与空间的结构变化（四维空间）。

（3）各个器官、系统、组织的胚胎发育往往相互关联，同时衍变。

（4）各器官结构的形态发生和演变过程受到内在或外来因素的干扰，会引起先天畸形；对照正常发育去解析发育异常，有助于对胚胎正常发育过程以及先天畸形发生机制的理解。

# 第二十章 胚胎学绪论

**思 考 题**

1. 试述人体胚胎学的含义。
2. 试述人胚胎在母体子宫内经历的时间以及分期。
3. 试述学习人体胚胎学的意义。

（徐 晨）

# 第二十一章 胚胎发生总论

## 内容概要

胚胎学总论主要叙述生殖细胞和人体胚胎早期发生。简要叙述先天畸形产生的原因及主要预防措施。人体胚胎早期发生是指从受精到第 8 周末的发育过程。主要包括受精、卵裂、桑椹胚、胚泡的形成和植入；三胚层的形成和分化；各器官原基的建立、胚体外形的建立、胎膜及胎盘形成。

## 内容提纲

### 一、生殖细胞的发生

（一）精子的发生

精子产生于睾丸的生精小管。生精小管管壁上的精原细胞经过分裂增殖、精母细胞减数分裂和精子形成三个阶段形成精子。精子为单倍体细胞，染色体核型为 23，X 或 23，Y。精子在附睾内获得运动能力，并且在女性生殖管道内获得受精能力。

子宫及输卵管的分泌物能解除去获能因子对精子释放顶体酶的抑制作用，使精子获得与卵子结合的能力，此过程称为精子的获能。

# 第二十一章 胚胎发生总论

## （二）卵子发生

卵子产生于卵巢,经过精原细胞、初级卵母细胞、次级卵母细胞和卵子四个阶段发育成熟。卵原细胞只存在胚胎时期;生后至青春期前,卵巢内只有初级卵母细胞;青春期后,每个月经周期从卵巢内排出一个卵子。排卵前 36 小时～48 小时,初级卵母细胞完成第一次成熟分裂,形成次级卵母细胞。受精时,次级卵母细胞完成第二次成熟分裂,而成为成熟的卵子,染色体核型为 23,X。

## 二、受精

### （一）定义

受精是指成熟获能后的精子与卵子结合形成受精卵的过程。

### （二）时间

排卵后 24 小时内。

### （三）地点

输卵管的壶腹部。

### （四）过程

整个受精过程分为穿过放射冠、穿过透明带和精卵融合三个步骤。

### （五）受精的结果和意义

(1) 受精标志着新生命的开始。
(2) 精子与卵子结合后,形成一个二倍体细胞,由于生殖细胞成熟过程中曾发生染色体联会和基因交换等,使来自于父母双方的遗传物质随机组合,故新个体既可保持双亲的遗传特点,又具有不同于亲代的新性状。

(3) 受精决定了新个体的遗传性别。

（六）受精的条件

正常并获能的精子与发育正常的卵子在限定的时间内相遇是受精的基本条件。生殖管道的通畅是精子与卵子相遇的必要条件。雌、孕激素是维持和调节生殖细胞发生、发育及其在生殖管道正常运行的重要条件。

## 三、胚泡的形成

（一）卵裂的概念

受精卵进行的有丝分裂称为卵裂。卵裂形成的子细胞称为卵裂球。

（二）桑椹胚

受精后72小时形成12个～16个卵裂球，外观形似桑椹，称为桑椹胚。

（三）胚泡

受精第4天～5天，卵裂球的细胞数目增至100个左右时，细胞间出现若干小的间隙，小的间隙逐渐融合成一个大腔，腔内充满液体，整个胚就像被透明带包绕着的一个囊泡，故称为胚泡。胚泡中间的腔称为胚泡腔，胚泡的壁由单层细胞围成，称为滋养层。在胚泡腔的一端，有一团大而不规则的细胞与滋养层内面相贴，称为内细胞群。

## 四、植入

（一）植入的概念

胚泡逐渐侵入子宫内膜的过程称为植入，又称着床。

## (二)植入部位

子宫体前、后壁或子宫底内膜处。

## (三)植入时间

开始于受精后第5天~6天,完成于第11天~12天。

## (四)植入过程

极端滋养层细胞首先与子宫内膜上皮接触,并分泌蛋白酶分解消化与其粘附的子宫内膜上皮,使其出现缺口,胚泡由此缺口逐渐侵入子宫内膜功能层。植入时所造成的子宫内膜缺口,由附近的上皮细胞增生修复。

## (五)滋养层变化

滋养层细胞迅速增生,由单层变为复层。表层细胞较厚,细胞间界限消失,细胞质发生融合,故称为合体滋养层;内层细胞界限清楚,呈立方形,称为细胞滋养层。

## (六)蜕膜

蜕膜分为三部分:① 基蜕膜为胚胎与子宫肌层之间的蜕膜。② 包蜕膜为覆盖在胚胎表面的蜕膜。③ 壁蜕膜为除去基蜕膜与包蜕膜以外的蜕膜,它与胚胎没有直接的联系,壁蜕膜与包蜕膜之间的腔为子宫腔。基蜕膜参与胎盘的形成。

## 五、二胚层胚盘的发生

胚泡开始植入后,内细胞群的细胞分裂增殖,形成两层细胞。临近滋养层的一层柱状细胞为上胚层,又称初级外胚层;靠近胚泡腔侧形成一层整齐的立方形细胞,为下胚层,又称初级内胚层。由上、下两个胚层形成的椭圆形盘状结构称为二胚层胚盘。

## 六、羊膜囊、胚外体腔和卵黄囊的形成

受精后第8天,随着上胚层细胞的增生,逐渐发育形成羊膜、羊膜囊;受精后第9天,下胚层边缘的细胞增生,形成胚外腔体膜;受精后第11天,细胞滋养层向内增生分化,逐渐形成胚外体腔并随着胚外腔体的扩大形成体蒂;受精后第2周末,下胚层周缘的细胞沿胚外体腔向下生长,最终形成卵黄囊。

## 七、三胚层的发生

(1) 原条及三胚层的形成(略)。
(2) 脊索的发生(略)。

## 八、三胚层的分化

### (一) 外胚层的分化

外胚层主要分化为神经系统、肾上腺髓质、表皮及其衍生物、角膜上皮、视网膜、晶状体、内耳迷路和腺垂体等。

### (二) 中胚层的分化

轴旁中胚层:分化为脊柱、背侧的皮肤真皮和骨骼肌。
间介中胚层:分化形成泌尿与生殖系统的主要器官。
侧中胚层:体壁中胚层分化形成浆膜壁层、体壁的骨骼和肌肉;脏壁中胚层分化形成浆膜脏层、内脏平滑肌和结缔组织;胚内体腔依次分化为心包腔、胸膜腔和腹膜腔。

### (三) 内胚层的分化

随着胚胎的包卷,内胚层卷入胚体内形成原始消化管。主要分化为消化和呼吸系统的上皮、胸腺、甲状旁腺的中耳鼓室等。

## 九、胚体外形的建立

由于胚胎各个部分不等速生长,在胚盘的周缘出现了明显的卷折,头、尾端的卷折称为头褶和尾褶,两侧缘的卷折称为侧褶。随着胚的生长,头、尾褶及侧褶逐渐加深,胚盘由圆盘状变为"C"字形圆柱状的胚体。至第8周末,胚体的外表可见眼、耳和鼻的原基以及发育中的上下肢,初具人形。

## 十、胎膜

胎膜包括绒毛膜、羊膜、卵黄囊、尿囊和脐带。

### (一) 绒毛膜

绒毛膜由合体滋养层、细胞滋养层和衬于细胞滋养层内面的胚外中胚层的壁层发育而成。绒毛膜分为平滑绒毛膜和丛密绒毛,后者与基蜕膜共同构成了胎盘。绒毛膜表面的绒毛分为初级绒毛干、次级绒毛干和三级绒毛干。

### (二) 羊膜

羊膜是由单层羊膜上皮和薄层胚外中胚层构成,是一半透明的薄膜。羊膜腔内充满羊水。羊水不但为胎儿生长发育提供适宜的环境,还可以保护胎儿免受外界冲击和损伤,防止胎儿与周围组织粘连。当分娩时,羊水可促进宫颈扩张、冲洗软产道。妊娠初期,羊水还具有一定的营养作用。足月时羊水可达1000ml～1500ml。如果羊水多于2 000ml,则为羊水过多;如果羊水少于500ml,则为羊水过少。羊水过多或过少常提示胎儿存在某种先天畸形。

### (三) 卵黄囊

卵黄囊壁上的胚外中胚层多处形成血岛,它是最早发生造血干细胞和原始血管的部位。另外,卵黄囊近尿囊处的内胚层细胞是原始生殖细胞的发源地,原始生殖细胞由此迁入到生殖嵴,并诱导生殖腺的发生。

(四)尿囊

尿囊是在胚胎的第 3 周时卵黄囊的尾侧壁向体蒂内突出而形成的一个盲囊。尿囊壁上的胚外中胚层生成一对尿囊动脉和一对尿囊静脉,这两对血管进一步发育成脐动脉和脐静脉。尿囊除根部可演化为膀胱的一部分外,其余大部分都退化。

(五)脐带

脐带是一圆柱状条索,连接于胎儿脐部与胎盘之间,是由羊膜包裹体蒂、脐动脉、脐静脉和退化的卵黄囊、尿囊而成。妊娠末期,脐带的长度达到 40cm~60cm,直径 1cm~2cm。如果脐带长度超过 80cm,称脐带过长,可发生脐带绕颈、打结和缠绕肢体等,从而引起胎儿窒息死亡或发育不良;如果脐带长度短于 35cm,称脐带过短,可引起胎盘早期剥离等异常变化。

# 十一、胎盘

胎盘是由胎儿的丛密绒毛膜和母体的基蜕膜紧密结合而构成的圆盘状结构。

(一)胎盘的形态结构

足月胎儿的胎盘呈圆盘状,直径一般为 15cm~20cm,中央略厚,边缘略薄,平均厚约 2.5cm,重约 500g。胎盘分胎儿和母体两个面。

在胎盘的垂直断面上可见胎盘由三层结构组成:胎儿面为滋养层与胚外中胚层构成的绒毛膜板,母体面为滋养层壳和基蜕膜构成的基板,中层为绒毛和绒毛间隙。

## （二）胎盘的血液循环和胎盘膜

胎盘内有母体和子体两套互不相通的血液循环系统。母体血液和胎儿血液不相混，但是二者可通过胎盘膜进行物质交换。胎盘膜就是胎儿血与母体血进行物质交换所通过的薄层结构，早期由合体滋养层、细胞滋养层和基膜、薄层绒毛结缔组织、毛细血管基膜和内皮组成。发育后期仅由绒毛内毛细血管内皮及其基膜、合体滋养层上皮及其基膜和其间的少量结缔组织构成。

## （三）胎盘的生理功能

（1）物质交换和防御屏障功能。

（2）内分泌功能。胎盘分泌的激素主要有：① 人绒毛膜促性腺激素。② 人胎盘催乳素。③ 人胎盘孕激素。④ 人绒毛膜促甲状腺激素。⑤ 人绒毛膜促肾上腺皮质激素。⑥ 前列腺素。

# 思 考 题

1. 受精的时间、部位、条件、过程和意义。
2. 三胚层的分化。
3. 胎盘的结构和功能。

（唐春光　田　鹤）

# 第二十二章 颜面和四肢的发生

## 内容概要

头和颈发生的最典型特征是鳃器的形成,其出现于人胚发育第 4 周~5 周,鳃器包括鳃弓、鳃沟、咽囊和鳃膜。在人类,第 1 对鳃弓形成颜面,第 2、3、4 和 6 对鳃弓形成颈部,第 5 对鳃弓退化。人胚发育第 4 周~8 周,通过 5 个突起的发生和愈合,颜面基本形成,这 5 个突起包括 1 个额鼻突、1 对上颌突和 1 对下颌突。腭起源于正中腭突与外侧腭突两部分,从第 5 周开始发生,至第 12 周完成。第 2 对鳃弓生长迅速,覆盖第 2、3、4 鳃沟,形成颈部。第 4 周末,人胚左右侧体壁上先后出现浆板状的上、下肢芽;第 7 周,手指形成;第 8 周,足趾形成。颜面发生的常见畸形包括唇裂、腭裂、面斜裂;四肢的常见畸形包括缺肢畸形、多指(趾)畸形、并肢畸形和并指(趾)畸形等。

## 内容提纲

### 一、鳃器的发生

(一)发生时间

人胚第 4 周~5 周时。

(二) 组成

**1. 鳃弓**

人胚第 4 周~5 周,伴随额鼻突与心突的出现,头部两侧的间充质增生,渐次形成左右对称、背腹走向的 6 对柱状突起,称鳃弓。人的前 4 对鳃弓外观显著,第 5 对出现不久即消失,第 6 对很小,不明显。

**2. 鳃沟**

相邻鳃弓之间的 5 对条形凹陷为鳃沟。

**3. 咽囊**

在鳃弓发生的同时,原始消化管头段(原始咽)侧壁内胚层向外膨出,形成左右 5 对囊状结构,称咽囊。

**4. 鳃膜**

左右 5 对咽囊分别与 5 对鳃沟相对应,二者之间相隔的薄层结构称鳃膜。

## 二、颜面的形成

(一) 形成时间

人胚第 4 周~8 周时。

(二) 形成过程

基于 5 个突 1 个凹。上方额鼻突,左、右上颌突和左、右下颌突。5 个突之间为口凹,又称原始口腔,其底部为口咽膜。鼻的发生先后出现鼻窝、内侧鼻突、外侧鼻突。

颜面的形成是从两侧向中央方向发展的。左右下颌突在胚腹侧中线愈合,发育形成下颌和下唇;左右上颌突将形成上颌和上唇的外侧大部分。左右内侧鼻突在中线愈合,形成人中和上唇的正中部分。内侧鼻突向下迁移时,额鼻突的下部正中组织呈嵴状增生,形成鼻梁和鼻尖,其上部则发育为前额。外侧鼻突参与形成鼻外侧壁和鼻翼。随着鼻梁、鼻尖等鼻外部结构的形成,原来向前方开口的鼻窝逐渐转向下方,即为外鼻孔。鼻窝向深部扩大形成原始鼻腔。起初,原始鼻腔与原始口腔之间隔以很薄的口鼻膜,该膜破裂后,两腔相通。

## 三、腭的发生

(一) 发生时间

人胚第5周~12周时。

(二) 发生过程

(1) 正中腭突:左、右内侧鼻突愈合处向原始口腔长出的短小突起。

正中腭突演化为腭前部的一小部分。

(2) 外侧腭突:左、右上颌突向原始口腔长出的一对扁平突起。左右外侧腭突在中线愈合,形成腭的大部分。

## 四、颈的形成

(一) 发生时间

人胚第4周~5周时。

(二) 发生部位

第2、3、4对和第6对鳃弓发育形成。

## 五、四肢的发生

(一) 发生时间

人胚第4周~8周时。

## 第二十二章 颜面和四肢的发生

### （二）发生过程

胚体左、右外侧体壁先后出现两对小隆起，即上肢芽与下肢芽，上肢芽分化为上臂、前臂和手，下肢芽分化为大腿、小腿和足。

## 六、主要畸形

### （一）唇裂

是最常见的颜面畸形，多因上颌突与同侧的内侧鼻突未愈合所致。裂沟位于人中外侧，唇裂多为单侧，也可见双侧者。

### （二）腭裂

呈现多种类型。有因正中腭突与外侧腭突未愈合而致的前腭裂（单侧或双侧，常伴发唇裂）；有因左右外侧腭突未愈合而致的正中腭裂；还有两者复合的完全腭裂。

### （三）面斜裂

眼内眦与口角之间，因上颌突与同侧的外侧鼻突未愈合所致。

### （四）颈囊肿和鳃瘘

颈窦未完全闭锁，出生后仍留一封闭的囊泡，称颈囊肿，多位于下颌角下方或胸锁乳头肌前缘，到青春期逐渐明显。如颈囊肿有瘘管与体表或咽相通，称为鳃瘘。

### （五）四肢畸形

可发生在肢体的上、中、下各段，一般可分为以下3大类：
(1) 缺失性畸形：表现为一个或若干个肢体局部或完全缺如。
(2) 重复性畸形：表现为肢某一成分的重复发生，如多指（趾）畸形。
(3) 发育不全：如并肢畸形和并指（趾）畸形。

## 思 考 题

1. 鳃器的概念。
2. 颜面的发生过程。
3. 下列畸形的成因:唇裂、腭裂、面斜裂、颈囊肿和鳃瘘。

(葛 丽 苏衍萍)

# 第二十三章 消化系统和呼吸系统的发生

## 内容概要

人胚第3~4周,胚盘向腹侧卷折,形成圆柱状胚体,此时内胚层和脏壁中胚层被卷入胚体内,形成一条头尾方向的封闭管道,称原始消化管。其头端起自口咽膜,尾端止于泄殖腔膜。从头端至尾端,原始消化管依次分为前肠、中肠和后肠三段,中肠的腹侧与卵黄管通连。前肠主要分化成为咽、食管、胃和十二指肠的上段、肝、胆、胰和呼吸系统喉以下的部分;中肠主要分化为十二指肠中段到横结肠的右2/3部分的肠管;后肠主要分化为从横结肠的左1/3至肛管上段的肠管。消化管与呼吸道的上皮和腺上皮来自原始消化管的内胚层,结缔组织、肌组织等则来自脏壁中胚层。

## 内容提纲

### 一、消化系统的发生

(一) 咽囊的演变

(1) 第1对咽囊:外侧份膨大,形成中耳鼓室,内侧份伸长,演化为咽鼓管。第1鳃膜分化为鼓膜,第1鳃沟形成外耳道。

(2) 第2对咽囊:内侧份演化为腭扁桃体。

(3) 第3对咽囊:背侧份分化为下一对甲状旁腺。腹侧份形成胸腺原基。

(4) 第 4 对咽囊：背侧份分化为上一对甲状旁腺。

(5) 第 5 对咽囊：形成后鳃体。后鳃体的部分细胞迁入甲状腺，分化为滤泡旁细胞。

（二）甲状腺的发生

在咽底壁正中线处，内胚层向间充质内下陷形成甲状舌管，沿颈部正中向尾端生长，下行至未来气管前方，末端向两侧膨大，形成甲状腺的侧叶；甲状舌管的上段退化。

（三）食管和胃的发生

原始咽尾侧的一段原始消化管随颈和胸部器官的发育而延长成为食管。其表面上皮由单层增生为复层，使管腔狭窄甚至一度闭锁。后来过度增生的上皮退化，食管腔重新出现。

位于食管尾侧的前肠形成梭形膨大，背侧缘生长较快，形成胃大弯；腹侧缘生长缓慢，形成胃小弯。胃大弯的头端膨起，形成胃底。胃背系膜发育为突向左侧的网膜囊，使胃大弯由背侧转向左侧，胃小弯由腹侧转向右侧，由于肝的增大，十二指肠的固定等，胃由原来的垂直方位变成由左上至右下的斜行方位。

（四）肠的发生

肠最初为一条直管，由于肠的生长速度快，致使肠管形成一凸向腹侧的"U"形弯曲，即中肠袢，其顶端与卵黄蒂通连。人胚第 6 周，肠袢生长迅速，突入脐带内的胚外体腔，即脐腔，形成生理性脐疝。人胎第 10 周时，由于腹腔容积增大，肠袢退回腹腔，脐腔随之闭锁。中肠袢分头支和尾支，头支演化为空肠和回肠的大部分，位居腹腔中部；尾支演化为回肠末端部分和横结肠的右 2/3，位居腹腔周边。尾支近卵黄蒂处有一突起，称盲肠突，是盲肠和阑尾的原基。

## 第二十三章 消化系统和呼吸系统的发生

### （五）直肠的发生与泄殖腔的分隔

后肠末段的膨大部分为泄殖腔。腹侧与尿囊相连，腹侧尾端以泄殖腔膜封闭。尿囊与后肠之间的间充质增生，形成尿直肠隔，它与泄殖腔膜愈合，将泄殖腔分隔为腹侧的尿生殖窦和背侧的原始直肠。尿生殖窦将参与泌尿生殖管道的形成，原始直肠分化为直肠和肛管上段。泄殖腔膜也被分为腹侧的尿生殖膜和背侧的肛膜。肛膜外方外胚层凹陷形成肛凹，演变为肛管下段。肛膜破裂后肛管相通。

### （六）肝、胆、胰的发生

前肠末端腹侧壁的上皮增生突起，形成肝憩室。肝憩室末端形成头、尾两支。头支为肝的原基，发出树枝状分支，分化为肝管、小叶间胆管和肝细胞索。肝索重叠形成肝板，肝板互相连接成网，肝板之间的间隙形成肝血窦。肝板与肝血窦围绕中央静脉，共同形成肝小叶。尾支近端形成胆囊管，远端扩大形成胆囊。肝憩室的根部发育为胆总管。

肝憩室尾缘腹侧及对侧的上皮增生，向外突出形成腹胰芽和背胰芽，它们将分别形成腹胰和背胰，二者融合后形成单一的胰腺。在发育过程中，胰芽反复分支，形成各级导管及其末端的腺泡；一些上皮细胞游离进入间充质，分化为胰岛。

### （七）常见畸形

**1. 甲状舌管囊肿**
甲状舌管没有闭锁，上皮细胞分泌的黏液聚集形成囊肿。

**2. 消化管狭窄或闭锁**
主要见于食管和十二指肠，由于过度增生的上皮没有退化所致。

**3. 麦克尔憩室（回肠憩室）**
为距回盲部40cm～50cm处回肠壁上的囊状突起，由于卵黄蒂近端未退化所致。

**4. 脐粪瘘（脐瘘）**

由于卵黄蒂未退化，在脐和肠之间残留一瘘管所致。腹内压增高时，粪便可通过瘘管从脐部溢出。

**5. 先天性脐疝**

由于脐腔未闭锁，脐部残留一孔与腹腔相通。腹内压增高时，肠管可从脐部膨出。

**6. 不通肛**

由于肛膜未破或肛管未能相通所致。

## 二、呼吸系统的发生

### （一）喉、气管和肺的发生

原始咽尾端底壁正中出现一纵行沟，称喉气管沟。其逐渐加深，从尾端向头端愈合形成长形盲囊，称喉气管憩室。喉气管憩室位于食管的腹侧，两者之间的间充质称气管食管隔。喉气管憩室的上端发育为喉，中段发育为气管，末端膨大的两个分支称肺芽，是主支气管和肺的原基。肺芽呈树枝状反复分支，形成支气管树和末端的肺泡。第7个月时，肺泡数量增多，肺泡上皮分化形成Ⅰ型和Ⅱ型肺泡细胞，并开始分泌表面活性物质。此时早产的胎儿已能够存活。

### （二）常见畸形

**1. 气管食管瘘**

因气管食管隔发育不良，导致气管与食管分隔不完全，两者间有瘘管相通。

**2. 透明膜病**

主要见于早产儿，因Ⅱ型肺泡细胞分化不良，不能分泌表面活性物质，致使肺泡不能随呼吸运动扩张。镜下见肺泡塌陷，间质水肿，肺泡上皮覆盖一层血浆蛋白膜。

## 思 考 题

1. 简述原始消化管的发生及分化。
2. 简述中肠袢的演变过程。
3. 简述肝和胆囊的发生过程。
4. 简述消化道常见畸形及其成因。
5. 简述呼吸系统的发生过程及相关畸形的成因。

(张 垒)

# 第二十四章 泌尿与生殖系统的发育

## 内 容 概 要

泌尿系统和生殖系统均发生于间介中胚层。

人胚肾发生经历前肾、中肾和后肾三个阶段。只有后肾保留并发育为成体的肾脏。中肾管在进入泄殖腔之前向背侧头端长出一盲管,称输尿管芽。输尿管芽长入生后肾原基中,两者相互诱导。在生后肾原基的诱导下,输尿管芽反复分支,分别发育成为输尿管、肾盂、肾盏和集合小管。在输尿管芽的诱导下,生后肾原基分化为肾小管和肾小囊。肾小管和集合小管接通。

胚胎早期两性生殖系统的发生类似,因此生殖腺、生殖管道和外生殖器均分为早期的未分化阶段和后期的性分化阶段。如果胚胎的细胞核型是46,XY,原始生殖腺向睾丸方向发育,初级性索逐渐分化为生精小管,内有初级性索分化而来的支持细胞和由卵黄囊内胚层迁入的原始生殖细胞。原始生殖细胞分化增殖为精原细胞。

如果胚胎的细胞核型是46,XX,原始生殖腺向卵巢方向发育,初级性索退化,次级性索被间充质分隔成细胞团,包绕由卵黄囊内胚层迁入的原始生殖细胞,构成原始卵泡。原始生殖细胞分化增殖为卵原细胞。出生时卵巢中已有约100万个原始卵泡,卵原细胞已分化为初级卵母细胞,停留在第一次减数分裂前期。

# 第二十四章 泌尿与生殖系统的发育

## 内容提纲

泌尿系统和生殖系统的主要器官均发生于间介中胚层。

### 一、泌尿系统的发育

#### (一) 肾和输尿管的发生

在人胚的发育过程中,根据发生的时间,肾的发生依次分为前肾、中肾和后肾三个阶段,只有最后发生的后肾为永久肾。

**1. 前肾的发生**

前肾小管全部退化消失,但是大部分的前肾管保留并被中肾利用。人胚前肾没有泌尿功能。

**2. 中肾的发生**

位于前肾的尾部。中肾具有血管球和中肾小管,在后肾发生之前具有泌尿功能。中肾小管从头端向尾端依次形成,中肾小管有近端小管和远端小管之分。中肾小管内侧端与中肾小体连接,后者由肾小囊和背主动脉分支来的血管球构成,中肾小管的外侧端与中肾管(即原前肾管)相连。中肾管开口于泄殖腔。任何时期的中肾单位都不超过 40 对。

**3. 后肾的发生**

后肾的发生有两个来源:输尿管芽和生后肾原基,两者相互作用,相互诱导,最终形成后肾。中肾管末端形成的上皮细胞突起称为输尿管芽,位于人胚尾部的间充质分化成许多密集的细胞团称为生后肾原基。生后肾原基诱导输尿管芽生长和分支,形成输尿管、肾盂、肾盏及集合小管。生后肾原基分化形成"S"形小管,并逐渐分化形成肾小管,其头端与血管球共同形成肾小体,尾端与集合小管相通。

## （二）膀胱和尿道的发生

膀胱和尿道主要由泄殖腔腹侧的尿生殖窦分化而成。尿生殖窦分为三段。上段宽大，称膀胱部，发育为膀胱，其顶端与脐尿管相连，胎儿出生前脐尿管闭锁成纤维索，称脐中韧带；中段狭窄，称为尿道部，在男性形成尿道的前列腺部和膜部，在女性形成尿道的大部分；下段扁平，称为初阴部，在男性形成尿道的海绵体部，在女性形成尿道下段和阴道前庭。

## （三）泌尿系统的畸形

**1. 多囊肾**

因集合小管未能与远端小管接通，尿液积聚于肾单位内不能排出，致使肾内出现大小不等的囊肿。

**2. 马蹄肾**

因肾在上升过程受阻于肠系膜下动脉根部，两侧肾的下段发生异常融合而成，呈马蹄形。

**3. 异位肾**

肾在上升过程中受阻，致使出生后的肾未上升到正常位置。

**4. 肾缺如**

由于中肾管未长出输尿管芽，或者输尿管芽发生早期退化，不能诱导后肾的发生。单侧肾缺如较常见。

**5. 双输尿管**

一侧输尿管芽过早分支成两条，或同侧发生两个输尿管芽而成。

**6. 脐尿瘘**

因膀胱顶部和脐之间的脐尿管未闭锁，出生后尿液从脐部外溢。

## 二、生殖系统的发生

### (一) 生殖腺的发生

**1. 未分化性腺的发生**

人胚第 3 周～4 周,靠近尿囊基部的卵黄囊内胚层出现许多原始生殖细胞。人胚第 6 周时,生殖腺嵴表面的上皮向下方间充质增生,形成许多指状的上皮细胞索,称初级性索,原始生殖细胞逐渐进入生殖腺嵴的初级性索内。第 6 周末,初级性索与表面上皮脱离。此时的生殖腺嵴仍是尚未分化的生殖腺。

**2. 睾丸的发生**

人胚第 7 周～8 周,胚胎细胞的性染色体为 XY 时,Y 染色体短臂性别决定区(SRY)基因合成睾丸决定因子(TDF)。初级性索在 TDF 的作用下发育为睾丸索,睾丸索发育为生精小管、直精小管和睾丸网。第 8 周,生精小管之间的间充质细胞发育为睾丸间质细胞,间质细胞开始分泌雄激素。

**3. 卵巢的发生**

第 10 周才能形成组织学意义上的卵巢。初级性索退化消失,性腺表面上皮再次增生,形成次级性索(或称皮质索)。随着次级性索的体积增加,原始生殖细胞迁入次级性索。在第 16 周,次级性索与表面上皮脱离并形成许多细胞团,即原始卵泡。每个原始卵泡中间是由原始生殖细胞分化而来的卵原细胞,卵原细胞周围是一层扁平的由性索分化而来的卵泡细胞。卵原细胞不断进行有丝分裂,胎儿出生时卵巢内已无卵原细胞,而是停止在第一次减数分裂中期的初级卵母细胞,约 100 万个。

**4. 睾丸和卵巢的下降**

生殖腺最初位于后腹壁的上部,随着生殖腺的增大,逐步突向腹腔。生殖腺尾端与阴唇阴囊隆起之间有引带相连。随着胚体逐渐长大,引带相对缩短,导致生殖腺下降。卵巢停留在骨盆缘下方,睾丸则继续下降,抵达阴囊。当睾丸下降通过腹股沟管时,腹膜形成鞘突包在睾丸的周围,鞘突随同睾丸进入阴囊形成鞘膜腔。睾丸降入阴囊后,腹膜腔与鞘膜腔之间的通道逐渐闭锁。

### (二)生殖管道的发生

**1. 未分化期的生殖管道的发生**

在人胚的第5周～6周,男性和女性胚胎均具有两套生殖管道,即中肾管(又称Wolffian管)和中肾旁管(又称Müllerian管)。第6周,中肾旁管分别发生于左右两侧性腺和中肾管的外侧。中肾旁管的头端开口于腹腔,中肾旁管向尾部生长的过程中始终与中肾管平行,上段纵行于中肾管外侧,下段中肾旁管绕到中肾管的内侧,在中线合并成一Y形的子宫阴道原基。

**2. 男性生殖管道的发生**

胎儿睾丸的支持细胞在第6周～7周分泌抗中肾旁管激素,使中肾旁管在第8周～10周时迅速退化。靠近睾丸的一些中肾小管发育为输出小管,中肾管的头端发育为附睾管,远端的中肾管逐渐发育成输精管,末端的中肾管逐渐发育成射精管和精囊。

**3. 女性生殖管道的发生**

女性胚胎由于无雄激素的刺激,中肾管退化消失,同时由于缺少抗中肾旁管激素,中肾旁管发育。中肾旁管发育为输卵管、子宫和子宫颈。

### (三)外生殖器的发育

雄激素对外生殖器的作用和对内生殖器官的作用一样。雄激素存在时,外生殖器向男性方向发展;反之,向女性方向发展。

### (四)生殖系统的主要畸形

**1. 两性畸形**

患者的外生殖器介于男女两性之间,不易分辨。按生殖腺和外生殖器两者关系的不同,两性畸形可分为三种:① 真两性畸形:患者体内同时存在睾丸和卵巢,可位于同侧,也可各居一侧,染色体组型为 46,XY/46,XX 嵌合型,极为罕见。② 男性假两性畸形:生殖腺为睾丸,但外生殖器似女性,染色体组型为 46,XY。主要由于雄激素分泌不足引起外生殖器女性化。③ 女性假两性畸形:生殖腺为卵巢,但外生殖器似男性,染色体组型为 46,XX。因肾上腺分泌过多的雄激素,使外生殖器男性化。

**2. 睾丸女性化综合征**

患者体内生殖腺为睾丸,亦能分泌雄激素,染色体组型为 46,XY。但体细胞和中肾管细胞缺乏雄激素受体,生殖管道和外生殖器均不能向男性方向发育。而睾丸支持细胞所分泌的抗中肾旁管激素,仍能抑制中肾旁管的发育,使其不能发育为输卵管和子宫。

**3. 隐睾**

睾丸不完全下降,停留在腹腔或腹股沟管等处称隐睾,可发生于一侧或双侧。

**4. 先天性腹股沟疝**

连通鞘膜腔和腹腔之间的管道未闭,出生后当腹内压增高时,部分肠管可进入阴囊或阴唇内,男性患者常伴有隐睾。

**5. 子宫异常**

左、右中肾旁管下段未愈合可致双子宫,常伴有双阴道。若近中肾旁管下段的上半部分未愈合,则子宫呈分叉状,称双角子宫。若中肾旁管发育障碍,亦可致无子宫或单角子宫

## 思 考 题

1. 后肾的发生和演变。
2. 性腺的发生和演变。
3. 胚胎时期两套生殖管道的发生及其在男性和女性的分化发育过程。

(陈苏红)

# 第二十五章 心血管系统的发生

**内容概要**

心脏由中胚层分化而来,发生于口咽膜前方的生心区。胚第3周,生心区中形成围心腔和心管,构成原始心脏的原基。心管头端连接动脉,尾端连接静脉;由头到尾分为心球、心室、心房和静脉窦。胚第4周末至第7周末心脏内部进行分隔。

心房与心室之间的房室管由心内膜垫分隔。心房的分隔包括"两隔三孔"(即第一房间隔;第一房间孔;第二房间孔;第二房间隔和卵圆孔)。

心室的分隔包括"二部一孔"(即室间隔肌部;室间孔;室间隔膜部)。

静脉窦右角并入右心房形成永久性右心房;肺静脉的根部形成永久性左心房。动脉干和心球由螺旋形的主动脉肺动脉隔分隔形成主动脉和肺动脉干。

心脏发生经历复杂的变化过程,先天性畸形也较多见,房间隔缺损、室间隔缺损和法洛四联症等是较常见的几种畸形。

**内容提纲**

心脏发生于口咽膜头侧的中胚层(生心区),前方的中胚层,称原始横隔。

# 第二十五章  心血管系统的发生

## 一、原始心脏的形成

### (一) 生心板和围心腔的形成

生心区内出现一腔称围心腔。其腹侧中胚层细胞形成一对细胞索,称生心板。

### (二) 心管的形成

不久,生心板的中央变空,称为心管。

### (三) 心管壁的分化

心管和周围的间充质形成心肌外套层,将来分化为心肌膜和心外膜;存在于内皮和心肌外套层之间的组织形成心胶质,将来分化为心内膜的内皮下层和心内膜下层的结缔组织。

## 二、心脏外形的建立

### (一) 心管分部

由于心管各部生长不均,心管出现三个膨大,把心管分三个部分,从头向尾依次分为:心球、心室和心房;接着,心房的尾端又出现一个膨大,称静脉窦。

### (二) 心管的弯曲

由于心管生长速度较快,心管在心包腔中发生弯曲,首先,在心球与心室之间出现一个弯曲称为球室袢,不久,心房与心室之间又出现弯曲,心房移至心室头端、背侧、偏左。静脉窦移至心房背面尾端,心房在心球的背侧,心房与心室之间的狭窄通道,称为房室管。

以后心球尾端融入心室形成原始右心室,原来的心室形成原始左心室。

## 三、心脏内部的分隔

### (一) 房室管的分隔

房室管的背、腹侧壁的心内膜增生形成两个心内膜垫,它们对向生长融合,把房室管分成左、右房室孔,围绕房室孔的间充质形成房室瓣(二尖瓣和三尖瓣)。

### (二) 原始心房的分隔

人胚第4周末,心房头端、背侧、正中形成一薄膜,称第一房间隔,其下缘与心内膜垫之间留有一孔称第一房间孔,此孔以后封闭。封闭以前,第一房间隔的上部又出现一孔,称第二房间孔。第5周末,第一房间隔右侧又长出一隔膜,称第二房间隔,其下缘留有一孔,即卵圆孔。第一房间隔由左侧遮盖卵圆孔,形成卵圆孔瓣。

### (三) 静脉窦的演变与永久心房的形成

静脉窦分左右两角分别与同侧的三条静脉通连。
右角:变大,随着右心房的扩展被吸收,并入右心房形成永久性右心房的光滑部。
左角:萎缩,远段形成左房斜静脉的根部,近段形成冠状窦。
最初,有一条肺静脉通入左心房,它有左、右两个属支,各支再分为两支。随着左心房的扩展,肺静脉根部被并入左心房,参与形成永久性左心房光滑部。

### (四) 原始心室的分隔

心室底部组织向上凸起形成室间隔肌部,它向心内膜垫方向伸展,并与心内膜垫之间留有一孔称为室间孔。第7周末,室间孔由室间隔膜部封闭。室间隔膜部由两个来源的组织形成:① 球嵴向下延伸与室间隔肌部前后缘融合;封闭室间孔的大部分。② 心内膜垫的组织封闭室间孔的其他部分。

# 第二十五章 心血管系统的发生

## （五）动脉干与心球的分隔

人胚第5周,动脉干和心球的内膜局部增生,形成相互对应而又螺旋状走行的嵴,称为主动脉肺动脉隔;动脉干和心球被分隔成两条并列而又螺旋状的动脉,即肺动脉干和主动脉。主、肺动脉起始处心内膜组织增生形成半月瓣。

## 四、出生以后血循环的改变

动脉导管形成动脉韧带;卵圆孔瓣紧贴第二房间隔,卵圆孔关闭;肝静脉导管形成静脉韧带;脐静脉形成肝圆韧带;脐动脉形成膀胱上动脉和脐外侧韧带。

## 五、心脏发生的常见畸形

### （一）房间隔缺损

多见于卵圆孔未闭,原因主要有:
(1) 卵圆孔瓣出现许多穿孔。
(2) 第一房间隔被过度吸收,卵圆孔瓣短小,不能完全遮盖卵圆孔。
(3) 第二房间隔发育异常,卵圆孔过大,卵圆孔瓣不能完全遮盖卵圆孔。
(4) 第一房间隔被过度吸收,第二房间隔上卵圆孔过大。

### （二）室间隔缺损

常见于室间隔膜部,由于心内膜垫组织不能与球嵴和室间隔融合。

### （三）动脉干和心球分隔异常

**1. 主动脉和肺动脉错位**

主动脉肺动脉隔形成平直的隔板,主动脉从右心室发出,肺动脉从左心室发出。

**2. 主动脉或肺动脉狭窄**

动脉干和心球分隔不均,造成一侧动脉膨大,另一侧狭小。

**3. 法洛四联症**

动脉干和心球分隔不均造成(偏右)。同时伴有:肺动脉狭窄、主动脉骑跨、室间隔缺损、右心室肥大。

（四）主动脉肺动脉隔缺损

动脉干脊和左、右球脊未发生或其发生后未合并,动脉干和心球保持单一管道,同时伴有室间隔膜部缺损。

（五）动脉导管未闭

出生后动脉导管的平滑肌未能收缩。

## 思 考 题

1. 原始心房的分隔过程及左、右心房的形成。
2. 左、右心室的分隔过程。
3. 心血管系统发生的常见畸形及这些畸形产生的原因。

（卓煜娅）

# 第二十六章　神经系统和眼耳的发生

## 内容概要

神经系统分中枢神经系统和周围神经系统。中枢神经系统由神经管发育而成；周围神经系统来源于神经嵴。

人胚胎发育到第4周初，神经管形成后，神经管壁的上皮逐渐演变为假复层柱状上皮，称神经上皮。神经上皮的基膜较厚，称外界膜，管腔内面有一层膜，称内界膜。神经上皮细胞分裂增殖并向外周迁移，分化为成神经细胞和成神经胶质细胞，在神经上皮外周形成套层，套层最终发育为中枢神经系统的灰质。原神经上皮变成一层立方形或矮柱状上皮细胞，为室管膜层，将发育成脑室和脊髓中央管的室管膜上皮。套层中的成神经细胞起初为圆球形，随后很快长出突起，突起逐渐增长并延伸至套层外周，形成边缘层。边缘层内还含有少量由套层迁移而来的成神经胶质细胞，边缘层最终将发育成中枢神经系统的白质。

人胚第4周，当神经管前端闭合成前脑泡时，其外侧壁向外膨出形成左、右一对视泡。视泡内陷形成双层杯状结构，称视杯，视杯近端变细，称视柄。体表外胚层增厚形成晶状体板。晶状体板陷入视杯内，与体表外胚层脱离形成晶状体泡。眼的各部分由视杯、视柄、晶状体泡和周围间充质分化而来。

人胚第4周初，菱脑两侧的体表外胚层变厚，相继形成左、右听板、听窝、听泡，将演变成内耳的膜迷路。胚胎第9周时，第一对咽囊向背外侧生长，远侧形成管鼓隐窝，近侧段形成咽鼓管。胚胎第2月末,第1鳃沟向内深陷,形成外耳道的外侧段,胚胎第7个月时,外耳道栓内部的细胞退化成为外耳道内侧段。第1鳃沟周围的间充质增生形成耳丘,最终演变为耳廓。

# 内容提纲

## 一、神经管和神经嵴的早期分化

神经管壁的上皮演变为假复层柱状上皮,称神经上皮。神经上皮的基膜称外界膜,其管腔内面也有一层膜,称内界膜。神经上皮细胞向外周迁移分化为成神经细胞和成神经胶质细胞,在神经上皮外周形成套层,套层将发育成中枢神经系统的灰质。原来的神经上皮变成一层立方形或矮柱状上皮细胞,构成室管膜层,室管膜层将发育成脑室和脊髓中央管的室管膜上皮。套层中的成神经细胞起初为圆球形无极成神经细胞,依次演变为双极成神经细胞、单极成神经细胞、多极成神经细胞,多级成神经细胞再分化为各种神经元,其突起逐渐增长并延伸至套层外周,形成边缘层,边缘层最终将发育成中枢神经系统的白质。成神经胶质细胞首先分化为成星形胶质细胞和成少突胶质细胞。成星形胶质细胞分化为原浆性星形胶质细胞和纤维性星形胶质细胞,成少突胶质细胞则分化为少突胶质细胞。小胶质细胞由血液中的单核细胞分化而来。室管膜细胞则由神经上皮的室管膜层细胞演变而来。神经嵴细胞迁移分化为脑神经节、脊神经节、交感和副交感神经节中多种神经节细胞及神经胶质细胞,并参与形成周围神经纤维。

## 二、脊髓的发生

神经管脊髓部在演变过程中,有室管膜层、套层和边缘层三层结构。神经管的尾段分化为脊髓,其中管腔演变为脊髓中央管,套层演变为脊髓灰质,边缘层演变为脊髓白质。

在神经管腹侧部的左、右两侧壁套层细胞增生增厚,腹侧为基板演变成脊髓灰质前角,成神经细胞分化运动神经元;背侧为翼板演变成脊髓灰质后角,成神经细胞分化中间神经元;脊髓侧角演变成成神经细胞分化内脏传出神经元。成神经细胞的突起增长延伸到边缘层,并使之不断增厚,随着髓鞘的发生,逐渐演变为脊髓的白质。

## 三、脑的发生

### (一)脑外形和内部结构的发育

**1. 出现三个膨大**

人胚第 4 周末,神经管头端出现三个膨大:前脑泡、中脑泡、菱脑泡。

第 5 周,前脑泡头端膨大,端脑演变成大脑两半球;中脑泡演变成中脑;菱脑泡头端演变成后脑、脑桥、小脑,尾段演变成末脑、延髓。

**2. 出现四个弯曲**

即头曲、颈曲、端脑曲、脑桥曲。

**3. 神经管管腔演变**

前脑泡腔演变成左右侧脑室、第 3 脑室;中脑泡腔演变成中脑导水管;菱脑泡腔演变成第 4 脑室。

**4. 神经管管壁演变**

神经上皮分化:成神经细胞和成神经胶质细胞,构成套层。套层细胞不断增殖,其侧壁也形成基板和翼板。端脑和间脑的侧壁大部分形成翼板,基板很小。端脑套层中的大部分细胞迁移到外表面,形成大脑皮质;少部分细胞位于皮质深面形成神经核团。间脑、中脑、后脑和末脑中的套层细胞多聚集成神经核团或神经柱。

### (二)大脑皮质的组织发生

3个阶段:古皮质:海马、齿状回;旧皮质:纹状体外侧形成梨状皮质;新皮质:胚胎第 7 周,成神经细胞分批分期地分裂、分化、迁移至表层,越早产生和迁移的神经细胞,其位置越深;越晚产生和迁移的神经细胞,其位置越浅,越靠近皮质的表层。胎儿出生时,新皮质形成有6层结构。

(三)小脑皮质的组织发生

小脑的原基为小脑板。小脑板向两外侧部膨大,形成两个小脑半球。人胚胎第11周～12周时,小脑板增厚,室管膜层的神经上皮细胞增殖并通过套层迁移到小脑板的外表面,形成外颗粒层。此层细胞迅速增殖,达6层～7层。外颗粒层细胞分化成不同类型的细胞,其中部分细胞向内迁移并分化为颗粒细胞,构成内颗粒层,最终形成小脑皮质颗粒层。套层外缘成神经细胞分化为浦肯野细胞和高尔基细胞,构成浦肯野细胞层。浦肯野细胞的树突和颗粒层神经细胞的轴突向小脑皮质表面生长,形成小脑皮质的分子层。

## 四、神经节和周围神经的发生

(一)神经节的发生

神经节起源于神经嵴。神经嵴细胞向两侧迁移,分布于神经管两边的背外侧,并聚集成细胞团,逐渐分化为脑神经节和脊神经节。再分别分化为神经节细胞和卫星细胞。

胸段神经嵴细胞分化:迁移至主动脉腹侧,分化为多极交感神经节细胞和卫星细胞。迁移至肾上腺原基,分化为肾上腺髓质嗜铬细胞和交感神经节细胞。

(二)周围神经的发生

周围神经由感觉神经纤维和运动神经纤维构成。感觉神经节细胞周围突形成感觉神经纤维;脑干、脊髓运动神经元的轴突形成运动神经纤维;脑干内脏运动核、脊髓侧角神经元轴突形成内脏运动节前纤维;自主神经节细胞的轴突形成节后纤维;施万细胞由神经嵴细胞分化而来。

## 五、垂体的发生

垂体包括腺垂体和神经垂体两部分,分别由胚胎时期口凹表面的外胚层和脑泡的神经外胚层分化而来。胚胎第 4 周时,口凹背侧的外胚层上皮向深部凹陷,形成一囊状突起,称拉特克囊。随后,间脑底部的神经外胚层向腹侧拉特克囊方向形成一漏斗样突起,为神经垂体芽。拉特克囊和神经垂体芽逐渐增生增大,相互靠近,形成垂体结构。

## 六、眼的发生

（一）眼球的发生

人胚第 4 周,前脑泡外侧壁向外膨出形成一对视泡。体表外胚层在视杯的诱导下增厚,形成晶状体板。视泡内陷形成双层杯状结构,为视杯,视杯近端变细,为视柄。晶状体板陷入视杯内渐与体表外胚层脱离,形成晶状体泡。眼的各部分是由视杯、视柄、晶状体泡和它们周围的间充质分化而成的。

**1. 视网膜的发生**

视网膜是由视杯内、外两层共同分化而成。视杯外层分化为视网膜色素上皮层;内层分化为节细胞、视锥细胞、无长突细胞、水平细胞、视杆细胞和双极细胞。

**2. 视神经的发生**

人胚第 5 周,脉络膜裂形成,内有玻璃体动、静脉,近段演变为视网膜中央动、静脉。视柄内的成神经胶质细胞分化为星形胶质细胞和少突胶质细胞,与节细胞的轴突形成神经纤维,视柄演变为视神经。

**3. 晶状体的发生**

晶状体泡前壁细胞演变为晶状体上皮,后壁细胞演变为初级晶状体纤维,退化形成晶状体核,晶状体赤道区的上皮增生,细胞变长,形成次级晶状体纤维。后者逐层添加到晶状体核周围,晶状体逐渐增大。

**4. 角膜、虹膜和眼房的发生**

晶状体泡诱导外胚层分化角膜上皮,间充质分化角膜各层。视杯上皮的前缘分化虹膜上皮层,视杯口间充质分化虹膜基质。晶状体泡与角膜上皮间为前房,晶状体与虹膜、睫状体间为后房。

**5. 血管膜和巩膜的发生**

人胚第6周~7周,视杯周围间充质内层分化成血管膜,外层分化成巩膜。

(二)眼睑和泪腺的发生

人胚第7周时,眼球前方与角膜上皮毗邻的体表胚层形成上、下两个皱褶(眼睑原基),分别发育为上、下眼睑。上眼睑外侧部的体表外胚上皮长入间充质内,分化出泪腺的腺泡和导管。泪腺约于出生后第6周开始分泌泪液。

## 七、耳的发生

(一)内耳的发生

菱脑诱导外胚层,形成听板、听窝、听泡,背侧:前庭囊分化半规管、椭圆囊上皮,腹侧:耳蜗囊分化球囊、耳蜗管上皮。膜迷路周围间充质分化软骨囊,骨化为骨迷路。

(二)中耳的发生

胚胎第9周时,第一对咽囊向背外侧生长,其远侧盲端膨大形成管鼓隐窝,近侧段形成咽鼓管。管鼓隐窝上方的间充质形成三个听小骨原基,骨化形成三块听小骨。管鼓隐窝远侧段形成原始鼓室。听小骨周围的结缔组织被吸收形成腔隙,与原始鼓室共同形成鼓室。

### (三) 外耳的发生

胚胎第 2 月末,第 1 鳃沟内陷,形成外耳道的外侧段。管道底部的外胚层细胞增生形成上皮细胞板,称外耳道栓。胚胎第 7 个月时,外耳道栓内细胞退化消失,形成管腔,成为外耳道的内侧段。第 1 鳃沟周围的间充质增生形成结节状隆起称耳丘,最终演变为耳廓。

## 八、常见畸形

### (一) 神经管缺陷

神经沟两端的神经孔未闭合,导致脑和脊髓发育异常。前神经孔未闭合为无脑畸形;后神经孔未闭合为脊髓裂。

### (二) 脑积水

脑室系统发育障碍、脑脊液生成和吸收平衡失调,导致脑脊液异常增多。中脑导水管和室间孔狭窄或闭缩常见。

### (三) 先天性白内障

是晶状体透明度发生异常的先天畸形。多为遗传性疾病,也可由于母体妊娠早期感染风疹病毒、母体甲状腺功能低下、营养不良和维生素缺乏等引起。

### (四) 先天性青光眼

为常染色体隐性遗传性疾病,发病机制尚不清楚。可能与巩膜静脉窦或小梁网发育异常有关。患者房水回流受阻,眼压增高,眼球胀大,角膜突出。

### (五) 先天性耳聋

分遗传性和非遗传性两类。遗传性耳聋属于常染色体隐性遗传,是由于内耳发育不全、耳蜗神经发育不良、听小骨发育缺陷和外耳道闭锁所致。非遗传性耳聋与中毒、感染、新生儿溶血性黄疸等因素相关。先天性耳聋患者听不到声音,不能进行语言学习和锻炼,故表现为又聋又哑。

## 思 考 题

1. 简述大脑、小脑皮质的组织发生和演变。
2. 垂体发生的原基。
3. 简述视杯和听泡的发生及其演变。
4. 简述神经管缺陷、脑积水畸形发生原因。

(贾雪梅)